Sven-David Müller
unter Mitarbeit von Birgit Bahnsen
und Klaudia Pütz

Mit einem Vorwort von
Prof. Dr. med. Hubertus Wietholz

Genussvoll essen für Leber und Galle

Empfohlen
von der
Deutschen
Leberhilfe e.V.

Empfohlen vom Verband
für Ernährung und Diätetik
(VFED) e.V., Aachen

midena

Inhalt

Abkürzungen

EL = Esslöffel
TL = Teelöffel
mg = Milligramm
g = Gramm
kg = Kilogramm
ml = Milliliter
l = Liter
Msp. = Messerspitze
Pck. = Päckchen

Vorwort

Seit Jahrhunderten spielt die Ernährungsmedizin eine zentrale Rolle bei der Behandlung von Krankheiten. Bei mehr als 200 Erkrankungen besteht ein Zusammenhang mit der Ernährungsweise. Die Ernährungsvorschriften unterlagen jedoch je nach herrschender Lehrmeinung einem stetigen Wandel. Nicht anders verhält es sich bei Erkrankungen der Leber und der Gallenwege. Doch in der heutigen Zeit, in der man die meisten Krankheiten mit Medikamenten behandeln kann, ist die kompetente und verständliche Vermittlung von Ernährungstherapie besonders wichtig. Das gelingt diesem Ratgeberkochbuch, das frei ist von überkommenen Diätvorschriften und Dogmen.

Die Leber ist das zentrale Stoffwechselorgan des Körpers, und ohne die Gallenflüssigkeit ist die Verwertung von Nahrungsfett nicht möglich. Bei den Erkrankungen der Leber und der Gallenwege sind die Funktionen beeinträchtigt oder gänzlich gestört, und der Patient muss bei seiner Ernährung diese Beeinträchtigungen berücksichtigen. Die moderne Ernährungsmedizin spielt sowohl in der Vorbeugung als auch in der Theapie dieser Erkrankungen eine bedeutende Rolle.

Das vorliegende Buch »Genussvoll essen für Leber und Galle« ist übersichtlich und für den Laien verständlich geschrieben. Es beschreibt Krankheitsbilder und die Behandlungsmöglichkeiten bei Leber- und Gallenerkrankungen und vermittelt den aktuellen Stand der modernen Ernährungsmedizin. Wichtigen allgemeinen Informationen über die Funktion der Leber und der Gallenwege folgen zahlreiche Rezepte, die bei Leber- und Gallenerkrankungen bestens geeignet sind. Das Buch kann eine individuelle Ernährungsberatung durch Diätassistenten zwar nicht ersetzen, es stellt aber eine wichtige und gute Ergänzung dar.

Dem Autor ist es gelungen, moderne Ernährungsphilosophie in die Praxis umzusetzen. Ich wünsche diesem Ratgeberkochbuch daher eine weite Verbreitung.

Prof. Dr. med. Hubertus Wietholtz
Direktor der Medizinischen Klinik II (Gastroenterologie und Stoffwechselkrankheiten) am Klinikum Darmstadt

Liebe Leserinnen, liebe Leser!

In Deutschland leiden viele Millionen Menschen an Erkrankungen der Leber und der Gallenwege. Dabei sind Gallensteinleiden die häufigsten Erkrankungen dieses Bereiches, sie haben sich zu einer Volkskrankheit entwickelt, die eng mit dem allgemeinen Wohlstand und der Überernährung zusammenhängt. Lebererkrankungen können hingegen verschiedene Ursachen haben. So ist Leberzirrhose die Folge von exzessivem Alkoholkonsum, Leberentzündungen sind auf Viren zurückzuführen, und Fettleber kann aufgrund von Fehlernährung, Zuckerkrankheit oder ebenfalls unmäßigem Alkoholkonsum entstehen. Bei allen Lebererkrankungen ist die Meidung von Alkohol die wichtigste ernährungsmedizinische Maßnahme, auch wenn die Erkrankung nicht auf den Alkohol zurückzuführen ist.

Das vorliegende Ratgeberkochbuch richtet sich mit seinen Informationen und Rezepten an Menschen, die unter Krankheiten der Leber und der Gallenwege leiden. Da die diätetischen Prinzipien bei den Leber- und Gallenwegserkrankungen jedoch unterschiedlich sind und es keine einheitliche »Leber-Gallen-Diät« gibt, sind die Rezepte in drei Gruppen eingeteilt: Gallensteinleiden, Fettleber, Leberzirrhose.

Bei Gallensteinleiden kann man durch eine fettarme, ballaststoffreiche Kost der Steinbildung vorbeugen und Beschwerden lindern. Die Fettleber erfordert eine nicht zu fettreiche Ernährung und den Verzicht auf Alkohol, außerdem muss die zugrunde liegende Krankheit therapiert werden. Bei der Leberzirrhose ist die Feststellung der individuellen Eiweißtoleranz wichtig. In diesem Fall ist eine regelmäßige Diätberatung unbedingt erforderlich. Dieses Ratgeberkochbuch kann eine solche Beratung ergänzen, aber nicht ersetzen. Am Ende des Buches finden Sie Adressen, wo Sie Hilfe und Unterstützung finden. Ich empfehle Ihnen die Mitgliedschaft in der Deutschen Leberhilfe e.V., diese Patientenvereinigung setzt sich für Sie und Ihre Belange ein.

Ich danke den Diätassistentinnen Klaudia Pütz und Birgit Bahnsen für ihre Mitarbeit bei diesem Ratgeberkochbuch. Ich wünsche Ihnen viel Spaß beim Lesen und natürlich beim Nachkochen der Rezepte.

Ihr Sven-David Müller
Diätassistent und Diabetesberater DDG

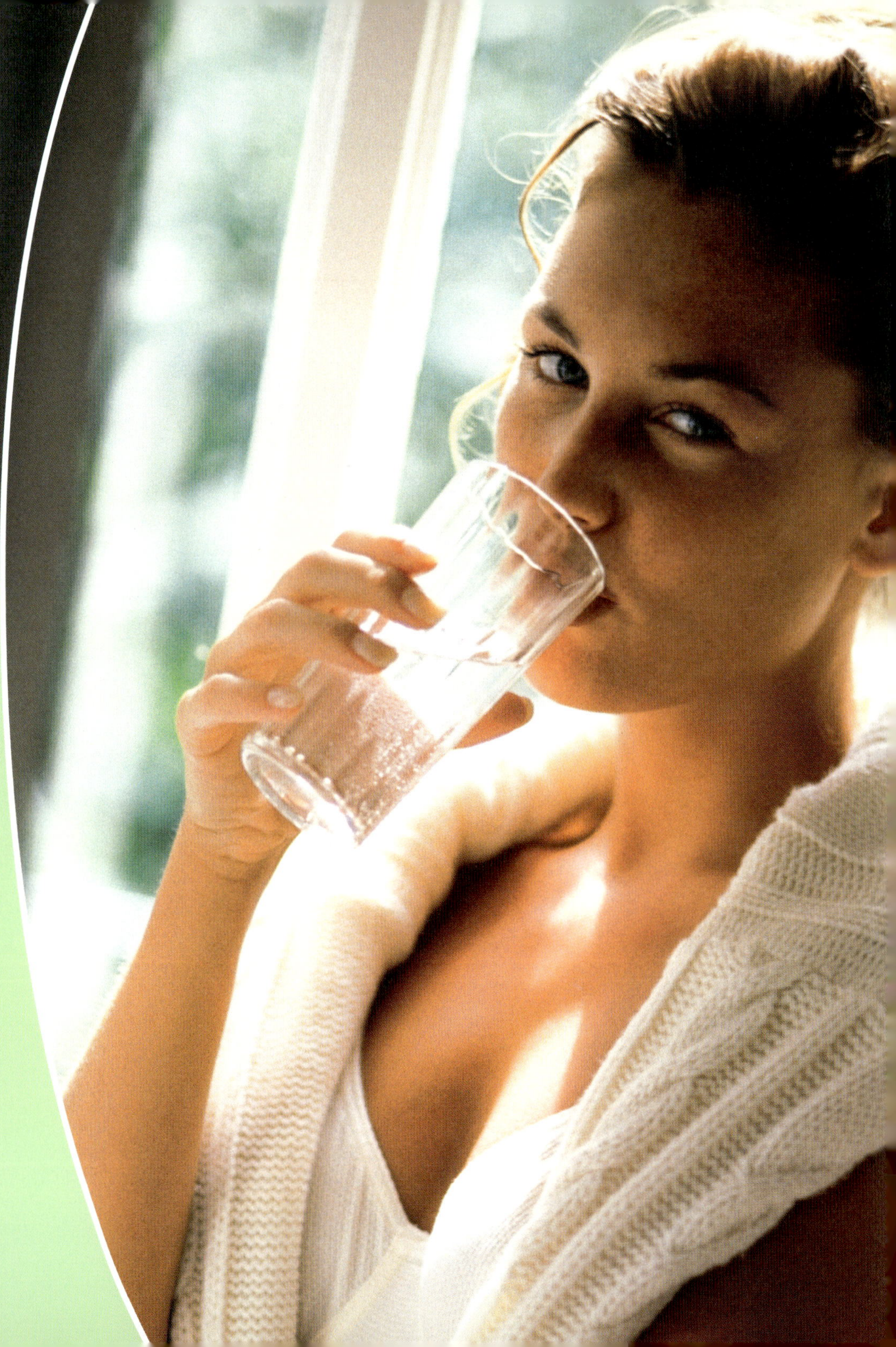

Grundlagen

Lebererkrankungen und Gallensteinleiden sind in Deuschland weit verbreitet. Häufige Ursachen sind Fehlernährung und Alkoholkonsum, es gibt aber auch eine Reihe von Krankheiten, die Störungen der Leber- und der Gallenfunktionen zur Folge haben. In diesem Kapitel erfahren Sie, wie die Leber funktioniert, was die Galle eigentlich ist und wie die drei häufigsten Krankheitsbilder – Gallensteinleiden, Fettleber und Leberzirrhose – entstehen und behandelt werden können.

Funktionen von Leber und Gallenblase

Die Leber ist das zentrale Stoffwechselorgan des menschlichen Körpers mit vielen unterschiedlichen Funktionen. Unter anderem wird in der Leber Gallenflüssigkeit produziert, die von dort in die Gallenblase gelangt. In direkter Nähe der Leber befinden sich außerdem die rechte Niere, der Dickdarm, der Magen, der Zwölffingerdarm sowie die Bauchspeicheldrüse.

Die Leberläppchen machen die Arbeit

Die braunrote Leber (Hepar) liegt im rechten Oberbauch, im Schutze des knöchernen Brustkorbes unter dem rechten Rippenbogen, und reicht nach links bis in die Magengrube. Sie ist im gesunden Zustand ein weiches, von einer Bindegewebskapsel umgebenes Organ und besteht aus zwei unterschiedlich großen Lappen. Diese setzen sich aus hunderttausenden stecknadelgroßer Leberläppchen zusammen, die jeweils aus einigen hundert Leberzellen gebildet werden. Insgesamt besteht die Leber aus 250 bis 300 Milliarden Zellen. An der Unterseite der Leber treten die Leberarterie und die Pfortader in die Leber ein. Das Blut aus beiden Adern durchfließt die Leber in kleinen Blutkapillaren und versorgt das Organ mit Sauerstoff, anschließend verlässt es die Leber wieder über die Lebervenen. Die Pfortader liefert zusätzlich die Nährstoffe aus den Verdauungsorganen, aber auch Schadstoffe, die in der Leber entgiftet werden müssen.

Extra-Info

Die Leber ist beim Erwachsenen mit rund 1500 g Gewicht die schwerste Drüse und gleichzeitig das größte innere Organ des menschlichen Körpers.

Wichtige Aufgabe der Leber: Entgiftung

Eiweiße (Proteine) aus der Nahrung werden im Darm und in der Leber in ihre Bausteine, die Aminosäuren, zerlegt und dann in der

Leber zu körpereigenen Proteinen umgebaut. Diese Proteine sind z. B. Hormone und der Blutfarbstoff Hämoglobin.
Die Leber hat auch die Aufgabe, unnütze oder schädliche Stoffe zu entgiften. Die schädlichen Stoffe werden von der Leber aufgenommen und inaktiviert oder in stärker wasserlösliche Substanzen umgewandelt, die mit dem Urin ausgeschieden werden können.
Eine der wichtigsten Funktionen der Leber ist die Ammoniakentgiftung. Der stark giftige Ammoniak fällt beim Abbau der Eiweißbausteine (Aminosäuren) vor allem im Darm, in Muskulatur, Niere und Leber an. Die Leber wandelt den Ammoniak mit Hilfe der Harnstoff- und Glutaminsynthese in ungiftigen Harnstoff um. Dieser wird über die Niere mit dem Urin ausgeschieden. Vor allem bei einer Schädigung oder Erkrankung der Leber ist es sehr wichtig, dass Ammoniak weiterhin entgiftet werden kann.

Merke

Eine der wichtigsten Aufgaben der Leber ist die Entgiftung des stark toxischen Ammoniaks.

Die Leber hat viele lebensnotwendige Funktionen

- Kohlenhydrate, Eiweiße, Vitamine und Mineralstoffe werden von der Leber aufgenommen und teilweise in den Leberzellen bearbeitet.
- Wichtige Schritte des Kohlenhydratstoffwechsels und des Eiweißstoffwechsels können ausschließlich in der Leber stattfinden.
- Die Leber bildet Bluteiweiße (z. B. Albumin) und übernimmt wichtige Aufgaben der Entgiftung des Körpers.
- Die Leber bildet Stoffe, die für die Blutgerinnung wichtig sind (z. B. Fibrinogen und Prothrombin). Bei schlechter Leberfunktion kommt es zu Blutgerinnungsstörungen.
- Die Leber ist wichtig für den Fettstoffwechsel – unter anderem, indem sie Gallenflüssigkeit produziert, die für die Fettverdauung notwendig ist. Zudem bildet die Leber Lipoproteine (Fetttransporter).
- Die Leber speichert Kohlenhydrate als Glykogen, das sie bei plötzlichem Energiebedarf in Traubenzucker umwandelt.
- Eisen wird teilweise in der Leber gespeichert. Ohne Eisen ist kein Sauerstofftransport im Blut möglich, wir würden ersticken.
- Die fettlöslichen Vitamine A, D, E, und K sowie Folsäure und Vitamin B12 werden in der Leber gespeichert.

Die Gallenblase als Anhängsel

Aus dem rechten wie auch aus dem linken Leberlappen geht jeweils ein Gallengang hervor, beide münden in den Hauptgallengang. Die Gallenflüssigkeit, die in der Leber produziert wird, fließt im Hauptgallengang bis zu einer Verzweigung und von da aus entweder durch den Gallenblasengang zur Gallenblase oder weiter in den Zwölffingerdarm.

Die Gallenblase liegt direkt hinter der Leber. Sie ist ein birnenförmiges Säckchen, in dem die unablässig von der Leber gebildete Gallenflüssigkeit gesammelt, eingedickt und gespeichert wird. Die Gallenblase fasst rund 40 cm^3 Gallenflüssigkeit, das sind etwa 3 Esslöffel voll. Die in der Wand der Gallenblase befindliche Muskulatur ermöglicht ein Zusammenziehen der Gallenblase und eine Entleerung des Gallenblaseninhalts, beispielsweise bei fettreichen Mahlzeiten. Wenn sich die Gallenblasenmuskulatur krampfartig zusammenzieht, kann dies sehr starke Schmerzen auslösen.

»Galle« – kein Organ, sondern eine Flüssigkeit

Innerhalb eines Tages bildet die Leber zwischen 500 und 1000 ml Gallenflüssigkeit – das, was man landläufig als »Galle« bezeichnet. Die Absonderung erfolgt vor allem nachts. Die Gallenflüssigkeit ist normalerweise goldgelb gefärbt, sie enthält große Mengen Wasser, den Emulgator Lezithin, viel Cholesterin, verschiedene Salze der Gallensäuren, rötlichen Gallenfarbstoff (das Bilirubin) und Schleim. Ein wesentlicher Bestandteil der Gallenflüssigkeit ist das Bilirubin, das zu 85 Prozent aus dem Abbau der roten Blutkörperchen stammt. Die Gallenflüssigkeit wird zur Fettverdauung an den Dünndarm abgegeben.

Damit immer eine ausreichende Menge vorhanden ist, speichert die Gallenblase die Gallenflüssigkeit. Dabei dickt sie die Flüssigkeit ein, was das Reservoir erhöht, aber auch zu Problemen führen kann: Wenn die Eindickung sozusagen misslingt, können sich Gallensteine bilden.

Merke

Die Gallenblase hat die Aufgabe, die Gallenflüssigkeit von 97 Prozent auf 89 Prozent Wassergehalt einzudicken.

Keine Fettverdauung ohne Gallenflüssigkeit

Fette sind nicht wasserlöslich. Daher müssen sie im Rahmen von Verdauung und Stoffwechsel deutlich verändert werden, damit der Körper sie aufnehmen kann. Diese Aufgabe erfüllt die Gallenflüssigkeit. Sie emulgiert die Fette – zerteilt sie praktisch in feinste Kügelchen – und vergrößert damit ihre Oberfläche. Damit sind die Fette angreifbar für das Enzym Lipase. Dieses Enzym spaltet Fett in seine Bestandteile, die dann über die Dünndarmschleimhaut aufgenommen werden können.

Nur spezielle Fette, so genannte Mittelkettige Triglyzeride – kurz: MCT-Fette – können ohne Gallenflüssigkeit und Lipase direkt über den Darm aufgenommen werden. Sie finden daher oftmals bei Leber- und Gallenerkrankungen Einsatz. MCT-Fette werden auch in der Therapie der fortgeschrittenen Leberzirrhose sowie der primär biliären Zirrhose eingesetzt, um die schlechte Auswertung von Nahrungsfetten zu vermeiden.

Die Farbe der Galle

Der rötlich-braune Gallenfarbstoff Bilirubin wird durch einen Kreislauf im Dickdarm zu 15 Prozent wieder zur Leber zurücktransportiert. Danach schüttet ihn die Leber über die Gallenflüssigkeit wieder in den Dünndarm aus. Ein Teil des Bilirubins geht jedoch verloren und färbt den Stuhlgang braun. Kleine Mengen werden über den Urin ausgeschieden, der dadurch eine gelbliche Färbung erhält. Ohne Bilirubin hätten wir einen hellen Stuhlgang und einen fast durchsichtigen Urin.

Bei Störungen des Bilirubinkreislaufs häuft sich der Farbstoff im Blut an, und es kommt zur Gelbfärbung der Augenbindehaut und schließlich der Haut. Bei vielen Erkrankungen der Leber (Hepatitis, Leberzirrhose) und Erkrankungen der Gallenblase ist diese Gelbfärbung festzustellen. Es kann auch zu einer Gelbsucht kommen durch Schädigung der roten Blutkörperchen. Wenn diese rasch zerfallen und eine überschießende Bilirubinmenge ins Blut gelangt, entsteht der hämolytische Ikterus.

Extra-Info

Der normale Bilirubingehalt im Blutplasma liegt bei 1,1 mg/dl. Ab Werten von 18 mg/dl kommt es zur Gelbsucht (Ikterus).

Gallensteinleiden

Die Gallengänge verbinden die Gallenblase mit dem Dünndarm. Sie sorgen dafür, dass die Gallenflüssigkeit, die in der Leber gebildet wird, in den Darm fließen und dort ihre Aufgabe bei der Verdauung wahrnehmen kann. Die Gallenflüssigkeit wird in der Gallenblase gesammelt und eingedickt. Dabei können dort Steine entstehen, die mit dem Gallefluss mitgeschwemmt werden und so in die Gallengänge gelangen können.

Was sind Gallensteine?

In Deutschland leiden 7 bis 9 Millionen Menschen unter Gallensteinen. In 70 Prozent der Fälle handelt es sich um Cholesterinsteine, in 20 Prozent um Bilirubinsteine aus dem abgebauten Farbstoff der roten Blutkörperchen. Auch Mischformen mit Kalkeinlagerungen kommen vor.
In der Leber wird täglich $^1/_2$ bis 1 l Gallenflüssigkeit gebildet, die über die Gallengänge in die Gallenblase gelangt. Dort wird sie gespeichert und eingedickt. Wenn die Zusammensetzung der Gallenflüssigkeit aber verändert oder die Gallenblase chronisch entzündet ist, gelingt diese Eindickung nicht richtig: Es entstehen Kristalle, die sich aneinander anlagern und nach und nach in der Gallenblase Steine formen. Gallensteine können lange unbemerkt verbleiben. Bei 60 bis 80 Prozent der Fälle gibt es keine Symptome. Erst Jahre später können sich Beschwerden oder Komplikationen einstellen.

Wie werden Gallensteine diagnostiziert?

Die einfachste Methode, um Gallensteine zu diagnostizieren, ist die Ultraschall-Untersuchung. Steine in den Gallengängen können zwar oft nicht erkannt werden, aber der Stau der Gallenflüssigkeit ist gut zu sehen. Bei unklaren Befunden wird eine endoskopische retrograde Cholangiographie (ERCP) durchgeführt, eine Röntgenkontrastdarstellung der Gallengänge und mitunter auch der Gallenblase und des Pankreasgangsystems. Dabei werden kleinere Steine auch entfernt.

Wer ist besonders gefährdet?

Die Veranlagung für Gallensteine ist erblich. Betroffen sind doppelt so viele Frauen wie Männer. Schon seit Jahrzehnten ist die klassische Risikokonstellation der fünf »F« bekannt: Female, Fat, Fertile, Forty, Fair (weiblich, übergewichtig, mehrere Kinder und vor den Wechseljahren, vierzig, hellhäutig). Schwangerschaft, Östrogeneinnahme, cholesterinreiche und ballaststoffarme Kost, fettreiche Ernährung sowie eine Zuckerkrankheit erhöhen das Risiko, Gallensteine zu bekommen. Im Alter nehmen Steinleiden wegen einer vermehrten Cholesterinproduktion in der Leber und einer verminderten Gallensäurebildung ebenfalls zu. Auch Menschen, die Fibrate als Medikament zur Senkung erhöhter Triglyzeride einnehmen, haben ein erhöhtes Gallensteinrisiko. Übergewicht verdoppelt bei Mann und Frau das Risiko eines Steinleidens.

Gallensteine

Gallensteine entstehen hauptsächlich in der Gallenblase, wenn die Gallenflüssigkeit zu stark eingedickt wird und bestimmte Bestandteile, beispielsweise Kalzium oder Cholesterin, ausfallen. Gallensteine können unterschiedlich zusammengesetzt sein. Wenn sie, wie die Knochen, reichlich Kalzium enthalten, sieht man die Gallensteine auch im Röntgenbild.

Symptome eines Steinleidens

70 bis 80 Prozent der Steinträger sind beschwerdefrei, man nennt das »stumme Gallensteine«. Nur 20 bis 30 Prozent haben tatsächlich Symptome, also »symptomatische Gallensteine«.

Symptome sind unspezifische Oberbauchbeschwerden mit Völlegefühl, Blähungen oder Druck unter dem rechten Rippenbogen (nach dem Essen). Auch eine Unverträglichkeit von Kaffee oder anderen Röststoffen, von fetten, gebratenen oder blähenden Speisen oder von kalten Getränken tritt häufig auf. Die beschriebenen Beschwerden kommen jedoch bei verschiedenen Erkrankungen vor, die Ursache muss daher abgeklärt werden.

Für Gallensteine typisch sind die gefürchteten Gallenkoliken, die meist dann auftreten, wenn ein Stein aus der Gallenblase in die ableitenden Gallenwege wandert und sich dort verfängt. Besonders

kritische Stellen sind hier der Gallenblasenausgang und die Mündungsstelle im Zwölffingerdarm. Verschließen Gallensteine den Ausführungsgang der Gallenblase oder die Gallengänge, kommt es zu einer Kolik. Diese heftigen Schmerzen dauern zwischen 15 Minuten und 5 Stunden an (fast nie länger, manchmal auch mit Unterbrechungen). Man verspürt sie im rechten und mittleren Oberbauch, sie können aber auch in den Rücken oder die rechte Schulter ausstrahlen. Brechreiz, Übelkeit, Aufstoßen und eine kurze Gelbfärbung stellen sich manchmal begleitend ein. Als Komplikation kann sich eine akute Gallenblasenentzündung mit Fieber, starken Schmerzen im rechten Oberbauch und eventuell Schüttelfrost entwickeln. Wird hier nicht behandelt, so drohen weitere Gefahren bis hin zum Durchbruch der Entzündung in die freie Bauchhöhle.
Gefürchtet ist auch der Fall, dass der im Gallengangsystem wandernde Stein die Gangwand verletzt und unter Umständen eine lebensbedrohliche Situation auslöst. Es tritt dann nämlich Gallenflüssigkeit in die freie Bauchhöhle aus und führt zu einer Reizung des Bauchfells. Folge sind extreme Schmerzen, Fieber und im weiteren Verlauf eine Darmlähmung und eine Sepsis.
Klemmt der Stein im Gallengang ein und unterbricht den Abfluss der Gallenflüssigkeit, staut diese sich zurück bis in die Leber. Dort kann sie nicht mehr ausgeschieden werden, der Gallenfarbstoff tritt ins Blut über, was zu einer Gelbfärbung der Haut führt. Dies nennt man einen Verschlussikterus.

Gallensteine behandeln

Gallensteine können auf verschiedene Weise behandelt werden. Welche Therapie in Frage kommt, hängt von der Größe, der Zusammensetzung und der Lage der Steine ab.

Gallenblasenoperation

Befinden sich die Gallensteine in der Gallenblase, so ist die Gallenblasenoperation die Therapie der Wahl. Zunehmend gewinnt die Schlüsselloch-Chirurgie hier die Oberhand, weil sie für den Patienten schonend und ohne großen Bauchschnitt durchgeführt werden kann. Sie birgt relativ wenig Komplikationen und erfordert nur einen kurzen Krankenhausaufenthalt des Patienen. Während einer Bauchspiegelung wird die Gallenblase durch eine kleine Öffnung in der Bauchwand herausgetrennt. Weitere kleine Schnitte sind für Sichtgeräte und sonstiges Instrumentarium erforderlich. Allerdings kommt dieses Verfahren nicht für jeden Patienten in Frage. Man sollte sich vom Chirurgen über Möglichkeiten und individuelle Risiken aufklären lassen.

Medikamentöse Auflösung und Stoßwellentherapie

Die medikamentöse Auflösung durch Gallensäuren (z. B. CHENOFALK® oder URSOFALK®) und die Stoßwellentherapie sind konservative Therapiemaßnahmen. Sie kommen nur für einen ganz kleinen Teil der Gallensteinpatienten in Betracht, weil sie nur bei kleinen, schwebenden und nicht verkalkten Cholesterinsteinen erfolgreich sind. Es dürfen keine Komplikationen bestehen. Die Gallenblase muss sich noch zusammenziehen können. Eine Stauung der Gallenwege, eine chronische Entzündung der Gallenblase und vieles mehr machen diese Therapien unmöglich.
Die beiden Verfahren werden häufig kombiniert. Insgesamt betrachtet ist die Behandlungsdauer aber recht lang (mindestens eineinhalb Jahre), und die Komplikationsrate ist nicht zu unterschätzen. Das Risiko, dass sich innerhalb von fünf Jahren erneut Steine bilden, wird mit 30 bis 50 Prozent angegeben. Diese konservativen Maßnahmen sind inzwischen zweitrangig.

Merke

Eine Gallensteinoperation wird am häufigsten mittels Schlüsselloch-Chirurgie durchgeführt.

Fettarme Kost bei Gallenleiden

Eine Gallendiät ist nur eine fettreduzierte Kost – andere Unverträglichkeiten sind in der Regel nicht auf Gallenleiden zurückzuführen. Nach der Gallenblasenoperation ist keine spezielle Diät notwendig. Es sollte nur eine extreme Fettzufuhr vermieden werden.
Beim Verschlussikterus gelangt keine Gallenflüssigkeit in den Zwölffingerdarm. Darum sollten in diesem Fall Fette möglichst gemieden bzw. gegen MCT-Fette (zum Beispiel Basis MCT-Margarine oder -Öl aus dem Reformhaus) ausgetauscht werden, da diese zur Verdauung nicht aufgespalten werden müssen.

Ernährung bei Gallensteinleiden

Gallensteine können mit diätetischen Maßnahmen weder aufgelöst noch vermieden werden. Da Übergewicht und Überernährung die häufigsten Ursachen sind, kann man allerdings das Risiko verringern, indem man sich ausgewogen und gesund ernährt. Eine kohlenhydratreiche, aber fettarme Ernährung, die reichlich Ballaststoffe und wenig Cholesterin enthält, kann vorbeugen und bei bestehenden Steinen die Beschwerden lindern. Schwer verdauliche Speisen sollten gemieden werden. Durch die richtige Ernährung kann man auch das Risiko verringern, dass sich nach einer Operation erneut Steine bilden.

Nach der Entfernung der Gallenblase fehlt das Reservoir für die Gallenflüssigkeit, sodass größere Fettmengen schlechter verwertet werden können. Menschen ohne Gallenblase leiden häufig unter unspezifischen Nahrungsmittelunverträglichkeiten. Die Unverträglichkeit von Speisen muss individuell ausgetestet werden – und ist nicht unbedingt auf die Operation zurückzuführen. Durch ein Ernährungs-/Beschwerdetagebuch kann man relativ einfach die Speisen identifizieren, die Probleme auslösen.

Merke

Gallendiäten für die unterschiedlichen Gallenerkrankungen sind aufgrund der heutigen Erkenntnisse der Ernährungsmedizin nicht mehr zeitgemäß. Leider finden sie sich noch in vielen Fachbüchern oder Broschüren.

Bei Gallenerkrankungen sollte gemieden werden:

- Fettreiche und frittierte Speisen; paniert Gebratenes
- Fette Backwaren (außer Hefeteig)
- Süße Backwaren und Süßigkeiten mit viel Zucker und/oder Fett
- Hülsenfrüchte
- Gurken, Krautgemüse, Kohlgemüse, Paprika, Pilze, Lauch, Zwiebeln, Schnittlauch, Knoblauch
- Rohes Stein- und Kernobst
- Frisches Brot
- Kohlensäurehaltige Getränke
- Hart gekochte Eier

- Kaffee, Schwarztee
- Geräuchertes
- Stark gewürzte Speisen
- Weißwein, Rotwein, Spirituosen
- Nüsse
- Sahne

Bei Gallenerkrankungen in der Regel gut verträglich:

- Brot (alle Sorten mindestens 1 Tag abgelagert), insbesondere Weiß- und Toastbrot, Zwieback, Knäckebrot, Brötchen
- Reis, Nudeln, Kartoffeln in gekochter Form
- Gemüse in gegarter Form; Tomaten werden auch roh vertragen
- Obst in gegarter Form; Orangen werden auch roh vertragen
- Fisch, Geflügel und Fisch (fettarm zubereitet)
- Käse bis 30 Prozent Fett i. d. Tr.
- Magere Wurst
- Wasser, stilles Mineralwasser, reizarmer Kaffee und Tee, Obstsäfte
- Zucker und Süßstoff
- Butter, Margarine (in Maßen) oder besser MCT-Fette (z. B. Basis MCT-Produkte aus dem Reformhaus)
- Öle
- Konfitüre, Honig, Sirup
- Kräuter, milde Gewürze, fluoridiertes Jodsalz – alles in Maßen
- Gekochtes und Gedünstetes
- Fettarme Milch und Milchprodukte

Individuellen Ernährungsplan erstellen

Es gibt keine typische Gallediät. In der Regel ist eine Normalkost mit nicht zu viel Fett (täglich 60 bis 80 Gramm), viel Vitaminen, ausreichend Ballaststoffen und leicht verdaulichen Speisen gut verträglich. Menschen, die unter Gallensteinen leiden, profitieren von der individuellen Beratung durch qualifizierte Ernährungsfachkräfte (Diätassistenten und Diplom-Oecotrophologen). Es kann jedoch große individuelle Unterschiede geben, darum muss jeder für sich herausfinden, was ihm gut tut und was er nicht verträgt. Bei den in diesem Buch vorgestellten Rezepten für Gallensteinleiden handelt es sich um fettreduzierte und leicht verdauliche Speisen.

Fettleber – wenn die Leber verfettet

Die Leber kann Fettsäuren verbrennen oder wieder zu Fetten aufbauen. Der Export von Fetten in den gesamten Organismus ist aber begrenzt. So kann es bei einem Überangebot an Fett oder Blutzucker, der zu Fett umgebaut werden muss, zu einer Ablagerung in den Leberzellen kommen. Die Leber verfettet. Alkohol wird ebenfalls durch Enzyme in der Leber abgebaut. Bei übermäßiger Alkoholzufuhr – täglich mehr als 30 Gramm für die Frau und 50 Gramm für den Mann – versagt das enzymatische System.
Die Fettleber ist eine der häufigsten Erkrankungen der Leber. Die Ursachen sind häufig der Missbrauch von Alkohol, eine übermäßige, fettreiche Ernährung und Diabetes. Die Fettleber kann im Vergleich zu einer gesunden Leber mehr als das doppelte Gewicht erreichen.

Merke

Eine Fettleber liegt bei einer diffusen Verfettung von mehr als 50 Prozent der Leberzellen oder einem Fettanteil von über 5 Prozent des Lebergewichtes vor.

Ursachen für eine Fettleber:

- Übergewicht und Fettleibigkeit (Adipositas)
- Alkohol
- Diabetes mellitus (insbesondere Typ 2)
- Fettstoffwechselstörungen
- Medikamente und Giftstoffe
- Fasten, Crashdiäten (< 600 Kilokalorien), Unterernährung, Mangelernährung, Magersucht
- Konsumierende Krankheiten (Krebs)
- Ernährung durch Infusionen (parenterale Ernährung)
- Entzündliche Darmerkrankungen
- Vitamin-A-Überdosierung
- Hämochromatose (Eisenspeicherkrankheit; Stoffwechselstörung)
- Morbus Cushing (zu viel Cortison im Körper)
- Morbus Wilson (Kupferspeicherkrankheit; Stoffwechselstörung)

Merke

Alkoholmissbrauch ist in Deutschland die häufigste Ursache einer Fettleber: 30 bis 50 Prozent aller Fälle.

Fettleber ist heilbar

Die einfache Fettleber führt zu keiner Beeinträchtigung der Leberfunktion. Auch die ausgeprägte Leberverfettung ist vollständig rückbildungsfähig. Wenn konsequent auf die Zufuhr der entsprechenden Ursache (beispielsweise Alkohol) verzichtet bzw. das Gewicht reduziert wird, kann schon nach wenigen Wochen eine komplette Rückbildung der Veränderungen beobachtet werden.

Symptome der Fettleber

Die Fettleber kann lange Zeit unbemerkt bleiben. Sie verursacht in der Regel keine direkten Schmerzen, in seltenen Fällen kann ein Druckgefühl im Oberbauch auftreten. Zu ausgeprägten Schmerzen kommt es, wenn die bindegewebige Leberkapsel durch die Ausdehnung des Leberzellgewebes gespannt wird. Als Folge der Fettleber können Ermüdung, Appetitverlust, Völlegefühl und Blähungen auftreten. Bei einer Fettleber können die Leberzellen ihre Funktionen noch weitgehend erfüllen.

Die Fettleber ist tastbar und beim Ultraschall deutlich von einer »normalen« Leber zu unterscheiden. Die Leberenzyme GOT und GPT verändern sich meist nicht, GGT ist oft erhöht.

Extra-Info

Aus einer Fettleber können sich Leberentzündungen und Leberzirrhosen entwickeln. Das ist relativ selten und geht meistens mit Alkohol-, Drogen- oder Medikamentenmissbrauch einher.

Behandlung der Fettleber

Die Fettleber ist die häufigste und gleichzeitig ungefährlichste der Lebererkrankungen. Sie kann sich wieder vollständig zurückbilden. Grundsätzlich werden Mastfettleber, Alkoholfettleber und Mangelfettleber unterschieden. Die Mastfettleber entsteht durch eine hyperkalorische Ernährung, die Alkoholfettleber durch Alkoholmissbrauch und die Mangelfettleber z. B. durch Magersucht oder Bulimie. Die Fettleber ist also die Folge bzw. das Symptom einer anderen Störung oder Krankheit. Wenn die auslösende Erkrankung oder Ursache ausgeschaltet oder behandelt wird, bildet sich die Fettleber zurück.

In allen Fällen sind der Verzicht auf Alkohol und eine geeignete Ernährungsweise unabdingbar. Eine Unterstützung mit entsprechenden Medikamenten ist zu empfehlen.

So entsteht eine Fettleber

Eine Fettleber entsteht, wenn die Leber mehr und rascher Fette aufbaut, als abgebaut beziehungsweise abtransportiert werden kann. Dann speichert die Leber selbst in ihren Zellen Fett im Übermaß.

Mastfettleber behandeln

Die Mastfettleber wird durch eine kalorienreduzierte Kost mit 1200 bis 1800 Kilokalorien behandelt. Die Nahrung soll wenig Zucker und Zuckeraustauschstoffe, aus denen Triglyzeride aufgebaut werden können, enthalten. Zudem ist Alkohol zu meiden. Die Mastfettleber kann sich in kurzer Zeit vollständig zurückbilden.

Als günstig für die diätetische Behandlung einer Mastfettleber hat sich eine »relativ« fettreiche Reduktionskost herausgestellt. Dabei kann bis zu 35 Prozent der aufgenommenen Energie aus Fetten stammen. Die Reduktionskost sollte bedarfsabhängig zwischen 1200 und 1800 Kilokalorien enthalten. Der Fettgehalt liegt dann zwischen 55 und 70 g Fett täglich.

Zum Vergleich: Ein gesunder Erwachsener sollte täglich 60 bis 80 g Fett zu sich nehmen, im Durchschnitt konsumieren die Deutschen täglich etwa 130 bis 140 g Fett.

Besonders leicht verwertbare Kohlenhydrate (z. B. Saccharose, Glukose und Fruktose) werden in der Leber bevorzugt in Triglyzeride umgewandelt und begünstigen im Rahmen einer insgesamt sehr kalorienhaltigen Ernährung die Entstehung einer Mastfettleber. Gleichzeitig hemmt eine solche Kost den Abbau bereits gespeicherter Triglyzeride. Da MCT-Fette sofort energetisch verwertet werden, kann erwogen werden, Koch- und Streichfett durch MCT-Fette (Anbieter: Basis Diät GmbH, München, Basis mct-Produkte) zu ersetzen. Diese Spezialfette und Produkte, bei denen das normale Fett durch MCT-Fette (z. B. Basis MCT-Produkte) ersetzt ist, sind im Reformhaus erhältlich.

Extra-Info

30 bis 40 Prozent der Fettleibigen und 15 bis 50 Prozent der Diabetiker leiden unter einer Mastfettleber.

Fettgehalt von Lebensmitteln

Fettreiche Lebensmittel	Fettarme Lebensmittel
Butter, Margarine, Öl	Obst, Gemüse, Hülsenfrüchte,
Schmalz, Mayonnaise	Getreideprodukte (Brot ...),
Schmand, Sahne	Kartoffeln, Reis, Nudeln
Käse ab 30 Prozent F. i. Tr.	Käse unter 10 Prozent F. i. Tr.
Sahnequark, Vollmilch	Magerquark, entrahmte Milch
Gans	Pute, Hähnchen (ohne Haut)
Lachs	Kabeljau
Nüsse	Trockenobst
Sahnetorte	Baiser, Hefekuchen
Croissants	süße Hörnchen, Milchbrötchen
Schokolade	Geleefrüchte, Gummibärchen
Eisbein, Schweinegehacktes	Rinderfilet, Rindergehacktes
Leberwurst, Mettwurst	Aspik, Schinken, Corned beef

Maßnahmen bei Mangelfettleber

Mit Mangelfettleber bezeichnet man eine Fettleber, die auf Grund eines Proteinmangels – also Unterernährung – entstanden ist. In Deutschland kann dies beispielsweise bei Magersucht und Bulimie vorkommen. Die Mangelfettleber kann über eine entsprechende eiweißreiche Ernährung rasch erfolgreich therapiert werden. Dabei sollten die aufgenommenen Kalorien zu 50 Prozent aus Kohlenhydraten, zu 20 Prozent aus Eiweiß und zu 30 Prozent aus Fett bestehen. So werden die in der Leber im Übermaß gespeicherten Triglyceride mobilisiert und abgebaut.

Alkoholfettleber behandeln

Wenn der Patient keinen Alkohol mehr zu sich nimmt, bildet sich eine Alkoholfettleber vollständig zurück – sofern noch keine zirrhotische Umsetzung eingesetzt hat. Eine Mastfettleber geht besonders häufig unter Alkoholmissbrauch in eine Leberzirrhose über.

Morbus Wilson – Kupferspeicherkrankheit

Der Morbus Wilson, auch Kupferspeicherkrankheit genannt, ist eine seltene vererbte Stoffwechselstörung. Bei dieser Krankheit wird das Spurenelement Kupfer infolge einer verminderten Ausscheidung vermehrt gespeichert. Die Krankheit tritt meist zwischen dem 5. und 30. Lebensjahr auf. Kupfer kommt in vielen Nahrungsmitteln vor; bei Morbus Wilson reichert es sich in der Leber und im zentralen Nervensystem an. Dadurch führt die Krankheit zu degenerativen Veränderungen der Leber und des Zentralnervensystems.
Die Therapie besteht darin, eine Kupferentspeicherung zu erreichen; dies gelingt nur mit Hilfe von Medikamenten. Zusätzlich kann Zink verabreicht werden, da Zink (möglichst als Zinkhistidin, z. B. ZinkaminFalk oder CuraZink) die Aufnahme von Kupfer vermindert. Um der Bildung von zellschädigenden freien Radikalen vorzubeugen, können außerdem Vitamin E und Vitamin C gegeben werden.

Ernährung bei Morbus Wilson

Eine Ernährungstherapie zur Behandlung des Morbus Wilson gibt es nicht. Besonders kupferreiche Lebensmittel sollten jedoch lebenslang gemieden werden. Es ist sinnvoll, Speisen in kupferfreien Kochgefäßen (z. B. Glas) zuzubereiten. Die größten »Kupferbomben« sind:

- Leber
- Schokolade
- Nüsse
- Sojaprodukte
- Muscheln und Austern

Merke

Es gibt keine spezielle Diät bei Morbus Wilson – aber meiden Sie »Kupferbomben«!

GRUNDLAGEN

Hämochromatose – Eisenspeicherkrankheit

Die Hämochromatose ist eine seltene Erkrankung des Eisenstoffwechsels. Sie führt zu krankhaften Einlagerungen von Eisen in die Leber und andere Organe. In Deutschland leiden schätzungsweise 200 000 bis 400 000 Menschen an einer Hämochromatose. Damit zählt die so genannte Eisenspeicherkrankheit zu den häufigsten genetischen Erkrankungen.

Die Diagnose wird in der Regel zwischen dem 40. und 60. Lebensjahr gestellt, Männer sind zehnmal häufiger betroffen als Frauen. Die primäre Form der Hämochromatose ist vererbt, die sekundäre Form tritt bei Bluterkrankungen auf.

Die Patienten leiden unter einer besonderen Form des Diabetes mellitus und einer dunklen Hautpigmentierung (Bronzediabetes) sowie Leberzirrhose. Dazu kommen noch Störungen im Hormonhaushalt, Herzerkrankungen und andere Veränderungen, wie starke Ermüdungserscheinungen und Gelenkprobleme. Bei den Patienten sind das Serumeisen sowie der Serumferrinspiegel erhöht.

Für eine erfolgreiche Therapie ist eine rechtzeitige Diagnose dringend erforderlich. Die durch den Eisenüberschuss hervorgerufenen Schäden wie Herzschäden, Gelenkschäden, Diabetes oder eine Leberzirrhose können in der Regel trotz intensiver Therapie nicht mehr zurückgebildet werden.

Die Therapie besteht in Aderlässen, zudem sollten extreme Eisenbelastungen über die Ernährung ausgeschlossen werden. Eine eisenreduzierte Kost kann jedoch die Aderlasstherapie nicht ersetzen. Für die Ernährung gilt: Die tägliche Fleisch- und Wurstmenge sollte 100 bis 120 Gramm nicht überschreiten, und Innereien sind prinzipiell zu meiden. Folgende »Eisenbomben« sollten wenig verzehrt werden:

- Innereien
- Hülsenfrüchte
- Sojaprodukte
- Maggi
- Eigelb
- Vollkornprodukte, Getreideflocken und -keime
- Müsli
- Blattspinat, Petersilie, Schwarzwurzel, Brunnenkresse
- Muscheln, Austern

Hepatitis – Entzündungen der Leber

Die Leberfunktion kann durch eine heutzutage extrem häufige, durch Viren hervorgerufene Entzündung der Leber beeinträchtigt werden: durch Hepatitis. Die Hepatitis geht in der Regel mit einer Gelbsucht einher, die oftmals erstes Anzeichen ist. Unter akuter Hepatitis versteht man eine plötzlich einsetzende Entzündung der Leber. Der Begriff chronische Hepatitis kennzeichnet hingegen ein Leberleiden, das über einen Zeitraum von sechs Monaten ohne Besserung fortschreitet.

Akute Hepatitis

Die akute Virushepatitis, also eine durch einen Virus hervorgerufene Entzündung der Leber, ist weltweit die häufigste Ursache von Gelbsucht und Leberversagen. Sie wird durch mindestens fünf verschiedene Viren hervorgerufen, jeder der Erreger gehört zu einer anderen Virusfamilie. Es ist wahrscheinlich, dass noch weitere Hepatitisviren existieren. Jede Virusgruppe ruft andere Symptome hervor, auch die Laborwerte sind unterschiedlich.

Die Hepatitisviren führen zu einer Infektion des gesamten Organismus. Neben der im Vordergrund stehenden Leberentzündung können in sehr seltenen Fällen eine Lymphknotenvergrößerung, Bauchspeicheldrüsenentzündung, bestimmte Formen der Anämie oder auch Herzbeutelentzündungen auftreten. Die akute Virushepatitis kann vollständig geheilt werden. Sie äußert sich in schlechtem Allgemeinbefinden, Appetitlosigkeit und Übelkeit. Es ist wichtig, dass der Betroffene Bettruhe einhält und das Gewicht über eine hochkalorische – mindestens 2500 Kilokalorien –, vitaminreiche, leicht verdauliche Ernährung konstant hält. Medikamente, die die Leber schädigen können, müssen abgesetzt werden, und Alkohol ist in jeglicher Form zu meiden. Kommt es zu einer Gelbsucht, sollten die fettlöslichen Vitamine A, D, E und K gespritzt werden.

Bei einer akuten Hepatitis ist keine fettarme Kost notwendig. Leider gibt es noch viele alte Diätregeln, die dem Betroffenen mehr schaden als nutzen. Nur in wenigen Fällen muss eine akute Hepatitis im Krankenhaus behandelt werden. Zu verhindern ist in jedem Falle, dass die Hepatitis in eine chronische Form übergeht.

Die Hepatitis B ist die bedeutendste Viruserkrankung des Menschen. Weltweit gibt es rund 300 Millionen Träger dieses Virus. Das klinische Bild der Hepatitis B kann schwer sein und über zwölf Wochen andauern. Eine akute Virushepatitis heilt in der Regel problemlos aus. Chronische Verläufe finden sich bei der Hepatitis B, C und D.

Merke

Bei 20 bis 25 Prozent aller Hepatitis-Fälle handelt es sich um Hepatitis A. Sie kann nicht chronisch werden.

Chronische Hepatitis

Wenn eine Hepatitis länger als sechs Monate anhält, ist sie chronisch. Ihr Merkmal ist die fortschreitende Zerstörung der Leberzellen durch chronisch entzündliche Prozesse bis hin zur Entwicklung einer Leberzirrhose. Unter den bekannten Erregern einer Hepatitis sind chronische Verlaufsformen nur bei Infektionen mit dem Hepatitis-B-Virus, dem Hepatitis-C-Virus, dem Hepatitis-D-Virus sowie dem neu entdeckten Hepatitis-G-Virus beobachtet worden.

Bei fortgeschrittener Hepatitis B und C, vor allem im Zirrhose-Stadium, ist das Risiko eines Leberzellkrebses deutlich erhöht. Die Anzeichen einer chronischen Hepatitis sind Mattigkeit, Beschwerden im rechten Oberbauch, Gelenkschmerzen und eventuell Juckreiz. Unabhängig von der Ursache der chronischen Hepatitis sollten Betroffene prinzipiell Alkohol in jeglicher Form absolut meiden. Der Arzt muss bei der Verordnung von Medikamenten deren mögliche Leberschädlichkeit sorgfältig überprüfen.

Spezielle Diäten gibt es auch bei chronischer Hepatitis nicht. Die Kost sollte ausgewogen sein und gewährleisten, dass der Betroffene nicht an Gewicht abnimmt. Die Kost sollte also hochkalorisch sein. Die Kalorienzufuhr muss 2500 Kilokalorien überschreiten und darf nicht fettarm sein. Kommt es zu einer Gelbsucht, muss der Arzt die fettlöslichen Vitamine A, D, E und K spritzen. Der Eiweiß- und Fettgehalt sollte normal gestaltet sein. Eine chronische Hepatitis ist kein Grund für eine fettarme Kost, ganz im Gegenteil. Lediglich wenn die chronische Hepatitis zu einer Leberzirrhose geführt hat, muss eine entsprechende Diät eingehalten werden.

Merke

Bei akuter und chronischer Hepatitis gibt es keine spezielle Diät. Betroffene sollten weder abnehmen noch eine fettarme Kost einhalten.

Leberzirrhose – wenn die Leber schrumpft

Unter Einwirkung von schädigenden Stoffen, insbesondere Alkohol, durch Viren oder durch bestimmte Erkrankungen kann es zur zirrhotischen Umsetzung von Leberzellgewebe kommen. Der weitaus größte Teil – mehr als 50 Prozent – der Leberzirrhosefälle ist alkoholbedingt. In Deutschland leiden 300 000 Menschen an einer gesicherten Leberzirrhose. Über eine Million Menschen haben eine Verdachtsdiagnose Leberzirrhose. Die Zerstörung der Leberzellen ist fortschreitend und kann nicht rückgängig gemacht werden.

Der Untergang des Leberzellgewebes verläuft anfangs völlig unbemerkt. Ein Nachweis ist lediglich mikroskopisch durch eine Leberbiopsie möglich. Deutliche Symptome erscheinen erst, wenn mehr als 80 Prozent des Lebergewebes untergegangen sind. In Deutschland sterben jährlich circa 18 000 Menschen an den Folgen der Leberzirrhose. Die Zahl steigt, da die wichtigste Ursache für Leberzirrhose, der Alkoholmissbrauch, noch immer zunimmt.

Merke

Bei Leberzirrhose wird das Lebergewebe zerstört und durch Bindegewebe ersetzt; es vernarbt und schrumpft. Daher bezeichnet man die Leberzirrhose volkstümlich auch als Schrumpfleber. Dieser Zustand kann nicht rückgängig gemacht werden.

Zerstörung der Leberstruktur

Die Zirrhose ist eine chronische Erkrankung der gesamten Leber, die durch den Nachweis von Zerstörung der normalen Lebergewebsstruktur definiert wird. Eine Zirrhose kann durch verschiedene schädliche Stoffe verursacht werden oder Folge verschiedener Erkrankungen ein. Bei der Leberzirrhose sterben Leberzellen ab, und es entsteht funktionsuntüchtiges, knotiges Bindegewebe. Die Leber schrumpft dabei, und Ihre Oberfläche wird runzlig und knotig. Die Funktion der Leberzellen ist bei einer Leberzirrhose irreparabel geschädigt. Die Leberzirrhose schreitet meist über mehrere Jahre fort, ohne dass direkte Schmerzen erkennbar sind. Es gibt aber auch Formen, die sich rascher entwickeln. Es ist daher wichtig, Warnzeichen wie Abgeschlagenheit, Müdigkeit, Appetitlosigkeit und Nachlassen der Leistungsfähigkeit frühzeitig zu erkennen. Aufgrund der vielfältigen Aufgaben, die die Leber für den gesamten Organismus übernimmt, treten bei einer fortgeschrittenen Leberzirrhose zahlreiche unterschiedliche Beschwerden auf: Hormonstörungen, Verdauungsstörungen, Stoffwechselstörungen, Kreislaufkomplikationen und vieles mehr. Lebensgefährliche Komplikationen, die sich als Folge einer Leberzirrhose ergeben können, sind vor allem eine hepatische Enzephalopathie (Vergiftung des Gehirns, besonders durch Ammoniak), die Bauchwassersucht (Aszites), Ösophagusvarizen (Erweiterungen der Speiseröhrenvenen) und Leberkrebs.

Eine einmal vorhandene Leberzirrhose ist nicht heilbar. Jede weitere Belastung der Leber durch Medikamente oder Alkohol muss vermieden werden, gleichzeitig sollten die wenigen funktionstüchtigen Leberzellen durch geeignete Medikamente und eine gezielte Ernährung unterstützt werden.

Ursachen einer Leberzirrhose

- Die häufigsten Ursachen für Leberzirrhose sind Alkoholmissbrauch und Virushepatitis B, C und D.
- Weitere Ursachen sind Krankheiten wie die Eisenspeicherkrankheit, chronische Gallenstauung und Entzündungen der Gallenblase, primär biliäre Zirrhose, Alpha-1-Antitrypsin-Mangel, Autoimmunerkrankungen und Missbrauch von Arzneimitteln.
- Seltene Ursachen sind Behinderungen des lebervenösen Blutflusses, Stoffwechselerkrankungen, Morbus Wilson, Glykogenosen, Galaktosämie und Mucoviszidose.

Behandlung der Leberzirrhose

Die Therapie der Leberzirrhose soll das Voranschreiten der Erkrankung aufhalten. Eine medikamentöse Therapie ist bisher nicht möglich. Die wichtigste Maßnahme besteht in der Behandlung der Grunderkrankung oder der absoluten Vermeidung der auslösenden

Stoffe wie z. B. Alkohol. Mit einer Ernährungstherapie wird erst begonnen, wenn das Befinden des Patienten schlecht ist oder die psychomotorischen Fähigkeiten nachlassen, was ein Anzeichen der hepatischen Enzephalopathie ist. Solange keine Beschwerden wie Bauchwassersucht, Speiseröhrenkrampfadern oder hepatische Enzephalopathie auftreten, ist eine Ernährungstherapie nicht möglich. Lautet die Diagnose Leberzirrhose, sollte die Kost grundsätzlich ausgewogen sein. Eine leichte Senkung der Eiweißzufuhr ist nur dann sinnvoll, wenn der Patient vorher extrem viel Eiweiß zu sich genommen hat. Die Eiweißzufuhr sollte grundsätzlich ein Gramm pro Kilogramm Körpergewicht nicht übersteigen. Damit die Betroffenen nicht abnehmen, sollte die Kost nicht weniger als 2500 Kilokalorien enthalten und nicht fettarm sein. Wichtig ist, dass eine »Quarktherapie« die Leberzirrhose verschlimmert. Sobald Beschwerden auftreten, müssen entsprechende Ernährungsmaßnahmen getroffen werden.

Extra-Info

Durch die Zirrhose können die Funktionen der Leber gestört sein. Das sind in erster Linie Entgiftung, Eiweißaufbau, Gerinnungsfaktorenbildung und Bildung von Gallensäure.

Beschränkung der Eiweißzufuhr bei hepatischer Enzephalopathie

75 Prozent der Leberzirrhose-Patienten leiden an einer hepatischen Enzephalopathie. Sobald die ersten Symptome dieser Vergiftung des Gehirns auftauchen – Einschränkung der Gehirnfunktion gekennzeichnet durch Müdigkeit, Konzentrationsschwäche, Zittern usw. – muss die Eiweißzufuhr reduziert werden. In der Regel werden zwischen 0,6 und 0,8 g Eiweiß pro kg Körpergewicht gut vertragen. Die Eiweißtoleranz muss individuell ausgetestet werden, eine regelmäßige Bestimmung der Laborparameter ist lebenswichtig. Bei fortgeschrittener Leberzirrhose wird es immer schwieriger, eine qualitativ und quantitativ optimale Eiweißzufuhr zu gewährleisten. Einerseits soll ausreichend Eiweiß aufgenommen, andererseits muss eine zunehmende Vergiftung vermieden werden.

Merke

Es ist sinnvoll, die Eiweißzufuhr gleichmäßig über den Tag zu verteilen, um den Stoffwechsel nicht übermäßig zu belasten.

Eiweißgehalt der Nahrungsmittel

Eiweißarme Nahrungsmittel	Eiweißreiche Nahrungsmittel
Getreide und Getreideprodukte (z. B. Brot, Reis und Nudeln)	Fleisch und Wurstwaren
Eiweißarme diätetische Lebensmittel (z. B.: eiweißarmes Brot oder Nudeln)	Fisch
Gemüse	Eier, Eierspeisen
Obst	Milch und Milchprodukte
Kartoffeln, Reis, Nudeln (eifrei)	Käse
Zucker, Honig, Sirup, Konfitüre	Sojaprodukte
Marmelade	Quarkkuchen, Gummibärchen
Wasser, Kaffee, Tee, Obstsaft	
Butter, Margarine, Öl, Schmalz	

Eiweißarm und fettreich

Eiweiß befindet sich vor allem in tierischen Produkten wie Fleisch, Wurst, Käse, Geflügel, Fisch, Eiern und Milchprodukten. Dabei ist wichtig, dass der Eiweißgehalt bei diesen Lebensmitteln auch vom Fettgehalt abhängig ist. Ein Magerquark enthält mehr Eiweiß als ein Sahnequark. Daher sollten Patienten, die eine Eiweißbeschränkung einhalten müssen, auf fettreiche Produkte wie Brie, Leberwurst, Teewurst oder fetten Fisch zurückgreifen. Damit ist auch gleichzeitig gewährleistet, dass ausreichend Energie zugeführt wird, was den Abbau von Muskulatur vermeidet. Obst, Gemüse, Kartoffeln, Reis und Nudeln sind eiweißarm oder sogar nahezu eiweißfrei. Diese Produkte können in frei wählbarer Menge gegessen werden. Reine Fette wie Öl, aber auch Butter und Margarine sind extrem eiweißarm. Zucker enthält ebenfalls kein Eiweiß.

VKAS zur Deckung des Aminosäurebedarfs

Bei fortgeschrittener Leberzirrhose verschiebt sich das Verhältnis der Aminosäuren in der Leber (Aminosäureimbalanz). Die aromatischen Aminosäuren sind erhöht, die verzweigtkettigen Aminosäuren (VKAS) fallen ab, da sie auch in der Muskulatur abgebaut werden können. In der Folge gelangen die aromatischen Aminosäuren vermehrt in das Gehirn, was die hepatische Enzephalopathie weiter begünstigt.

Als therapeutische Maßnahme ist daher die Gabe von VKAS (beispielsweise Falkamin oder Falkamin Pelletts) notwendig. Durch die Gabe von VKAS wird zudem der Bedarf an Aminosäuren besser gedeckt und die Stickstoffbilanz verbessert. Alle Leberzirrhotiker sollten täglich VKAS (0,2 g pro kg Körpergewicht) einnehmen, die der Arzt verordnet.

Ammoniakentgiftung

Eine der wichtigsten Funktionen der Leber ist die Ammoniakentgiftung. Der Ammoniak, der beim Abbau der Aminosäuren in Darm, Muskulatur, Niere und Leber anfällt, ist stark toxisch. Vor allem das Gehirn reagiert auf hohe Ammoniakkonzentrationen. Es kommt zu Beeinflussungen (hepatische Enzephalopathie), die bis zum Koma und Tod führen können. Die Leber entgiftet den Ammoniak über die Harnstoff- und Glutaminsynthese: Der Ammoniak wird mit Hilfe bestimmter Aminosäuren in ungiftigen Harnstoff umgewandelt, und dieser wird mit dem Urin ausgeschieden. Bei einer Schädigung oder Erkrankung der Leber ist es sehr wichtig, dass der Ammoniak weiterhin entgiftet werden kann. Eine Ergänzung der dazu wichtigen Aminosäuren ist Erfolg versprechend.

Kalorien gegen körperliche Auszehrung

Bei Leberzirrhosepatienten verändert sich im Laufe der Erkrankung die Körperzusammensetzung. Die Eiweißmasse, also die Muskulatur, wird eingeschmolzen, da sich der Körper die Nährstoffe aus den Muskeln holt. Zusammen mit dem Symptom der Bauchwassersucht weisen Leberzirrhose-Patienten häufig dünne Arme und Beine und einen dicken Bauch auf. Um den Energiebedarf zu decken, muss die Fett- und Kohlenhydratzufuhr erhöht werden.

Bei einer eiweißreduzierten Kost sind etwa 6 bis 10 Prozent der gesamten Energie durch Eiweiß abgedeckt. Der Rest sollte möglichst gleichmäßig auf Fett und Kohlenhydrate verteilt werden. In welcher Form das geschieht, hängt vom einzelnen Patienten ab. Grundsätzlich ist eine ballaststoffreiche Ernährung sinnvoll, da dies zur Beschleunigung der Darmpassage führt, wodurch weniger Toxine aus dem Darm aufgenommen werden und Ammoniak gebunden wird.

Merke

Die individuelle Diätberatung durch versierte Diätassistenten ist für Leberzirrhosepatienten extrem wichtig.

Therapie bei Bauchwassersucht

Der Gesamteiweißbestand (insbesondere der Albuminspiegel) ist bei fortgeschrittener Leberzirrhose erniedrigt. Eiweiß bindet Flüssigkeit, und durch eine Verschiebung der Druckverhältnisse kommt es zur Wasseransammlung in der freien Bauchhöhle. Die Therapie dieser Bauchwassersucht (Aszites) besteht in der Punktion der Flüssigkeit, der Gabe von Albumin, der Erhöhung der Nahrungseiweißzufuhr, der Einnahme von verzweigtkettigen Aminosäuren, der Einschränkung von Flüssigkeit und Kochsalz (Natrium) und der Gabe von harntreibenden Mitteln. Die Flüssigkeitsbilanz muss negativ sein.

Therapie von Krampfadern in der Speiseröhre

Zur Ausbildung von Krampfadern in der Speiseröhre (Ösophagusvarizen) kommt es durch einen Stau des Pfortaderblutes. Bei Verletzung durch harte Nahrung können die Ösopophagusvarizen platzen, die eintretenden Blutungen sind massiv und können zum Tode führen. Die Blutung lässt sich schwer beherrschen, da bei Leberzirrhose die Gerinnungsfaktoren vermindert gebildet werden. Die Therapie der Ösophagusvarizen besteht in der Verödung der Krampfadern (Sklerosierungstherapie), der Anlage eines porto-kavalen Shunts oder der Einlage eines Stents (TIPS). Der erhöhte Blutdruck wird durch Einnahme von Betablockern gesenkt. Nach Varizenblutungen kommt es häufig zum Leberkoma. Nach Blutungen sollte eine flüssige bis passierte Kost gegessen werden.

Merke

Menschen, die unter Varizen leiden, sollen kleine, gut gekaute Mahlzeiten zusammen mit Flüssigkeit einnehmen. Knäckebrot, Kartoffelchips oder andere scharfkantige Speisen sind zu vermeiden!

Zinkmangel

Patienten mit Leberzirrhose leiden häufig an Vitamin- und Mineralstoffmangelzuständen. Wichtig ist hier insbesondere der Ausgleich des Zinkmangels. Empfehlenswert sind Zinkpräparate mit organischen Zinkverbindungen wie Zink-Histidin (z. B. Zinkamin Falk® oder Curazink®) oder Zink-Glukonat (z. B. Diazink®). Die Gabe von Zink sollte nüchtern und vor dem Schlafengehen geschehen. Zinkpräparate sind bei Leberzirrhose erstattungsfähig und können vom Arzt verordnet werden.

Lebertransplantation

Bei einer fortgeschrittenen Leberzirrhose, die nicht mehr behandelt werden kann, besteht die Indikation zur Lebertransplantation. Die ersten Transplantationen wurden im Jahre 1963 durchgeführt. Bisher gab es weltweit rund 70 000 Lebertransplantationen. Leider gibt es in Deutschland zu wenig Spenderorgane, sodass viele Patienten, die auf der Warteliste zur Lebertransplantation stehen, sterben. Die Erfolgsrate bei Lebertransplantationen ist gut, und die Wahrscheinlichkeit, zehn Jahre nach der Transplantation zu überleben, liegt bei rund 80 Prozent.

Was ist eine biliäre Leberzirrhose?

»Biliär« bedeutet »die Galle betreffend«. Demzufolge hat eine primär biliäre Leberzirrhose ihren Ursprung in einer Gallenwegserkrankung. Durch eine chronische Stauung und Entzündung der Gallengänge innerhalb der Leber werden die Leberzellen gereizt und geschädigt. Zunächst resultiert daraus eine Leberentzündung mit Schwellung, Gelbsucht und eventuell Bauchschmerzen, fettigem Stuhlgang oder Durchfall (Fettstuhl). Später geht das Lebergewebe zugrunde und wird durch narbiges Bindegewebe ersetzt, es hat sich also eine Zirrhose entwickelt. Frauen sind deutlich häufiger von biliärer Zirrhose betroffen als Männer (Verhältnis 9 zu 1).

Behandlung der biliären Zirrhose

Bei einer primär biliären Zirrhose kommt es sehr oft zu einer Fettverwertungsstörung. Hier hat sich der Austausch von normalem Fett durch MCT-Fette bewährt. Außerdem leiden die Patienten noch häufiger an einem Mangel fettlöslicher Vitamine als Patienten mit einer Leberzirrhose anderer Ursache. Daher muss der Arzt regelmäßig die Vitamine A, D, E und K spritzen (ADEK-Falk). Ansonsten gelten die gleichen Regeln wie bei der »normalen« Leberzirrhose. Es muss also beschwerdeabhängig behandelt werden.

Bis zum Jahr 1985 galt die primär biliäre Zirrhose als eine unbehandelbare Krankheit. Inzwischen kann sie sowohl medikamentös (durch Gallensäuren, z. B. CHENOFALK® oder URSOFALK®) als auch durch eine Lebertransplantation therapiert werden.

Richtige Ernährung

Ausreichende Nahrung ist die Voraussetzung für die Funktion des menschlichen Organismus. Nahrungsmittel bestehen aus Kohlenhydraten, Eiweißen, Fetten, Vitaminen, Mineralstoffen, Wasser und Ballaststoffen. Bei über 200 Erkrankungen wird ein Zusammenhang mit der Ernährungsweise beschrieben. Oftmals steht ein Zuviel an Fett, insbesondere an gesättigten Fettsäuren aus tierischen Nahrungsmitteln, am Anfang der Erkrankung. Auch bei Erkrankungen im Leber- und Gallenbereich ist die richtige Ernährungsweise wichtig.

Die richtige Mischung

Wer sich ausgewogen ernährt, hat in der Regel keine größeren Gewichtsprobleme. Eine zu fette und einseitige Ernährung hingegen führt auf Dauer zu deutlichem Übergewicht oder sogar zu Fettleibigkeit (Adipositas). Dadurch werden viele Krankheiten begünstigt. Eine Fettleber kann sowohl bei Unterernährung wie Überernährung auftreten, eine Mastfettleber geht unter einer fettarmen Kost zurück. Gallensteinleiden und Fasten passen nicht zusammen, denn Fasten führt oftmals zu einer Gallenkolik. Aber ein akzeptables Gewicht beugt der Bildung von Gallensteinen vor, darum sollte man sich normal und ausgewogen ernähren. Bei Leberzirrhose und Hepatitis schließlich ist eine Gewichtsabnahme nicht erwünscht.

Energiebedarf

Leben ist mit einem unablässigen Verbrauch von Energie verbunden. Daher sind wir, um überhaupt leben zu können, auf die regelmäßige Aufnahme von energiehaltigen Nahrungsmitteln angewiesen. Der Energieverbrauch ist von Mensch zu Mensch verschieden, er hängt von Alter und Lebensgewohnheiten ab. Ein Sportler verbraucht mehr Energie als ein Büromensch, und alte Menschen haben einen geringeren Verbrauch als junge Menschen. Grundsätzlich gilt: Wir sollten nur so viel Energie (Kalorien) aufnehmen, wie wir auch verbrauchen. Energie, die nicht verbraucht wird, setzt sich mit der Zeit in Form von Fett ab – es entsteht Übergewicht.

Bei Krankheiten kann sich das verschieben. Bei einer Leberzirrhose und einer Hepatitis beispielsweise ist der Energiebedarf erhöht, Patienten mit einer Fettleber und Gallensteinen profitieren von einer gemäßigt reduzierten Kost. Dabei ist es wichtig, auf die richtige Balance von Kohlenhydraten, Eiweißen und Fetten zu achten.

Merke

Lassen Sie sich Ihren individuellen Energiebedarf am besten von einem Diätassistenten bestimmen.

Was in unserer Nahrung steckt

Die Energie, die wir mit der Nahrung aufnehmen, steckt in den Kohlenhydraten, Eiweißen und Fetten unserer Nahrung und wird in Kalorien gemessen. Dabei liefern 1 g Kohlenhydrate und 1 g Eiweiß jeweils 4 Kilokalorien. 1 g Fett hingegen liefert mehr als das Doppelte: 9 Kilokalorien.

Kohlenhydrate – das Benzin des Körpers

Die direkte Energieversorgung des Körpers – über den Blutzucker – stammt aus kohlenhydratreichen Nahrungsmitteln wie Getreideprodukten, Gemüse, Salat, Kartoffeln und Obst sowie Zucker. Mit Ausnahme von Zucker sind kohlenhydratreiche Nahrungsmittel gesund und relativ kalorienarm. Obst, Gemüse, Kartoffeln und Getreideprodukte sind außerdem reich an wertvollen Ballaststoffen und somit ein wichtiger Bestandteil der Ernährung. Der Darm ist auf Ballaststoffe angewiesen, um funktionieren zu können. Kohlenhydrate stellen in der gesunden Ernährungsweise und in der diätetischen Therapie von Leber- und Gallenerkrankungen die mengenmäßig wichtigste Energiequelle dar. Dabei sind nicht die zuckerhaltigen Nahrungsmittel gemeint, sondern kohlenhydratreiche Lebensmittel, die gleichzeitig ballaststoffreich sind. Die Rezepte, die wir für Sie zusammengestellt haben, sind entsprechend kohlenhydratreich.

Eiweiß – der Baustoff des Körpers

Eiweiß (Protein) ist für unseren Organismus lebensnotwendig. Es dient dem Körper als Baustoff für die Muskulatur, aber auch für die

Bildung zahlreicher Hormone und Enzyme, beispielsweise die, welche für die Verdauung notwendig sind. Der Eiweißbedarf sollte grundsätzlich über pflanzliche Nahrungsmittel, fettarme Milch, Milchprodukte, Seefisch und mageres Fleisch sowie Wurstwaren gedeckt werden. Diese Lebensmittel sind Bestandteil einer gesunden Ernährung. Problematisch ist Eiweiß nur für Menschen, die unter Leberzirrhose und hepatischer Enzephalopathie leiden.

Merke

Keine Leber- oder Gallenerkrankung profitiert von einer erhöhten Eiweißzufuhr. Insbesondere Quarkdiäten sind abzulehnen, da sie beispielsweise bei Leberzirrhose schädlich sind.

Fett – weniger ist mehr

Fett ist der energiereichste Nährstoff, und deswegen weisen Mediziner und Diätassistenten immer wieder mit Nachdruck darauf hin, dass Fett fett macht. Verwenden Sie darum ausschließlich hochwertige Pflanzenöle und Diät- oder Reformmargarine. Oliven- und Rapsöl haben einen sehr hohen Gehalt an einfach ungesättigten Fettsäuren, die die Gefäße schützen. Menschen mit Fettleber oder Gallensteinen profitieren wie Übergewichtige insgesamt von einer äußerst sparsamen Verwendung der genannten Fette. Auf fettreiche tierische Produkte sowie fette Süßigkeiten sollten sie gänzlich verzichten.

Fett ist nicht gleich Fett. Pflanzliche Fette sind aus gesundheitlicher Sicht auf jedem Fall den tierischen Fetten vorzuziehen. Margarine ist also gesünder als Butter, auch wenn sie genauso viele Kalorien enthält. Die Fettsäurezusammensetzung bestimmt den Gesundheitswert. Besonders gesund ist es, wenn wir hochwertige Margarine, beispielsweise Diätmargarine, als Streichfett verwenden, Salate mit Raps- oder Olivenöl zubereiten und für die Zubereitung von Speisen hoch erhitzbares Soja- oder Maiskeimöl verwenden.

Menschen, die unter einer Leberzirrhose leiden, müssen im Gegensatz zu Menschen, die eine Fettleber haben oder unter Gallensteinen leiden, fettreich essen, um ihren Energiebedarf zu decken und nicht zuzunehmen. Kommt es bei Leber- und Gallenerkrankungen zu Fettverwertungsstörungen, die sich beispielsweise in Durchfall äußern, sollten normale Fette durch MCT-Fette ersetzt werden.

Merke

Fette sind wichtig für die Aufnahme der fettlöslichen Vitamine A, D, E und K.

Vitamine und Mineralstoffe sind unentbehrlich

Im Rahmen einer ballaststoffreichen, gesunden Ernährungsweise liegt die Zufuhr der meisten Vitamine und Mineralstoffe im »grünen Bereich«. Doch Menschen, die unter Leber- und Gallenerkrankungen leiden, haben oftmals einen Mangel an Zink, Eisen, Kalzium und fettlöslichen Vitaminen. Auch die wasserlöslichen B-Vitamine (insbesondere Folsäure) werden oft nicht in ausreichender Menge zugeführt. Ältere Menschen leiden oftmals an einem Vitamin-D-Mangel. Die regelmäßige Einnahme von einem Multivitaminmineralstoffpräparat (beispielsweise Eunova forte, Multibionta oder Centrum) ist auch für Leber- und Gallenerkrankte empfehlenswert. Vorsicht ist jedoch bei autoimmunen Schilddrüsenerkrankungen mit Überfunktion durch Hepatitis C oder eine Interferon-Therapie geboten, da Vitaminpräparate häufig Jod enthalten.

Ballaststoffe sind gesund und machen schlank

Die Deutsche Gesellschaft für Ernährung empfiehlt, täglich mindestens 30 Gramm Ballaststoffe, vorwiegend aus Vollkorngetreideprodukten stammend, aufzunehmen. Ballaststoffreiche Lebensmittel machen satt, aber nicht dick, denn sie enthalten wenig Energie, aber reichlich lebensnotwendige Vitamine, Mineralstoffe und Spurenelemente. Ballaststoffe binden Giftstoffe im Darm, was besonders für Leberzirrhotiker wichtig ist, denn dadurch geht die Gefahr einer hepatischen Enzephalopathie (Vergiftung des Gehirns) zurück. Ballaststoffe binden auch Cholesterin und beugen so Gallensteinen vor. Bei Mastfettleber ist der sättigende Wert von Ballaststoffen wichtig. Ballaststoffe sind also bei allen Leber- und Gallenerkrankungen wichtig und anzuraten.

Viel trinken – aber keinen Alkohol

Jeder Mensch sollte – außer wenn er unter Bauchwassersucht leidet – täglich mindestens 2 Liter Flüssigkeit zu sich nehmen. Bei einer

ballaststoffreichen Ernährung müssen es sogar 2,5 Liter sein und bei Reduktionskost, also auch bei Mastfettleber, muss die Trinkmenge bei 2,5 bis 3 Litern täglich liegen.
Es sind insbesondere Mineralwässer, Früchtetees und mit Fruchtzucker, Honig oder Agavendicksaft gesüßte Limonaden zu empfehlen. Zuckerreiche Limonaden und Colagetränke sowie Alkohol sind nicht geeignet. Außerdem sollten täglich nicht mehr als vier Tassen nicht zu starker Schwarztee oder Kaffee getrunken werden.

Alkohol – der Feind der Leber

Alkohol ist ein energiereicher Stoff und liefert fast so viele Kalorien wie Fett. Gleichzeitig hemmt er den Fettabbau, sodass Alkohol die Entstehung von Übergewicht fördert. Ganz abgesehen davon kann regelmäßiger Alkoholkonsum süchtig machen. Die gesundheitsförderlichen Aspekte, die insbesondere Wein oft zugeschrieben werden, liegen deutlich hinter den gesundheitsschädlichen Effekten von Alkoholika. Also: Weniger Alkohol ist mehr. Chronische und zum Teil lebensbedrohliche Gesundheitsstörungen wie Leberzirrhose und Bauchspeicheldrüsenentzündungen sind sehr häufig auf Alkoholkonsum zurückzuführen.
Alkoholbedingte Leberschäden können sich als Fettleber, alkoholische Entzündung der Leber oder als Leberzirrhose bemerkbar machen. Dabei können sich die verschiedenen Leberkrankheiten auch überschneiden. Alkohol ist der erklärte Feind der Leber. Menge und Dauer des Alkoholkonsums sind wesentliche Faktoren für die Entstehung einer Leberzirrhose.
Bei allen Erkrankungen der Leber ist sofort eine absolute und lebenslange Alkoholabstinenz erforderlich, um den Betroffenen vor weiteren Schäden zu bewahren. Dabei ist zu beachten, dass vielen Nahrungsmitteln und Speisen Alkohol zugesetzt ist. Daher sind neben alkoholischen Getränken auch alle alkoholhaltigen Süßigkeiten, alkoholhaltige Torten, alkoholhaltige Soßen, alkoholhaltige Medikamente (in der Regel Tropfen), aber auch Most und Kefir usw. zu meiden.

Merke

Alkohol ist für alle Menschen, die unter Lebererkrankungen leiden, strikt verboten.

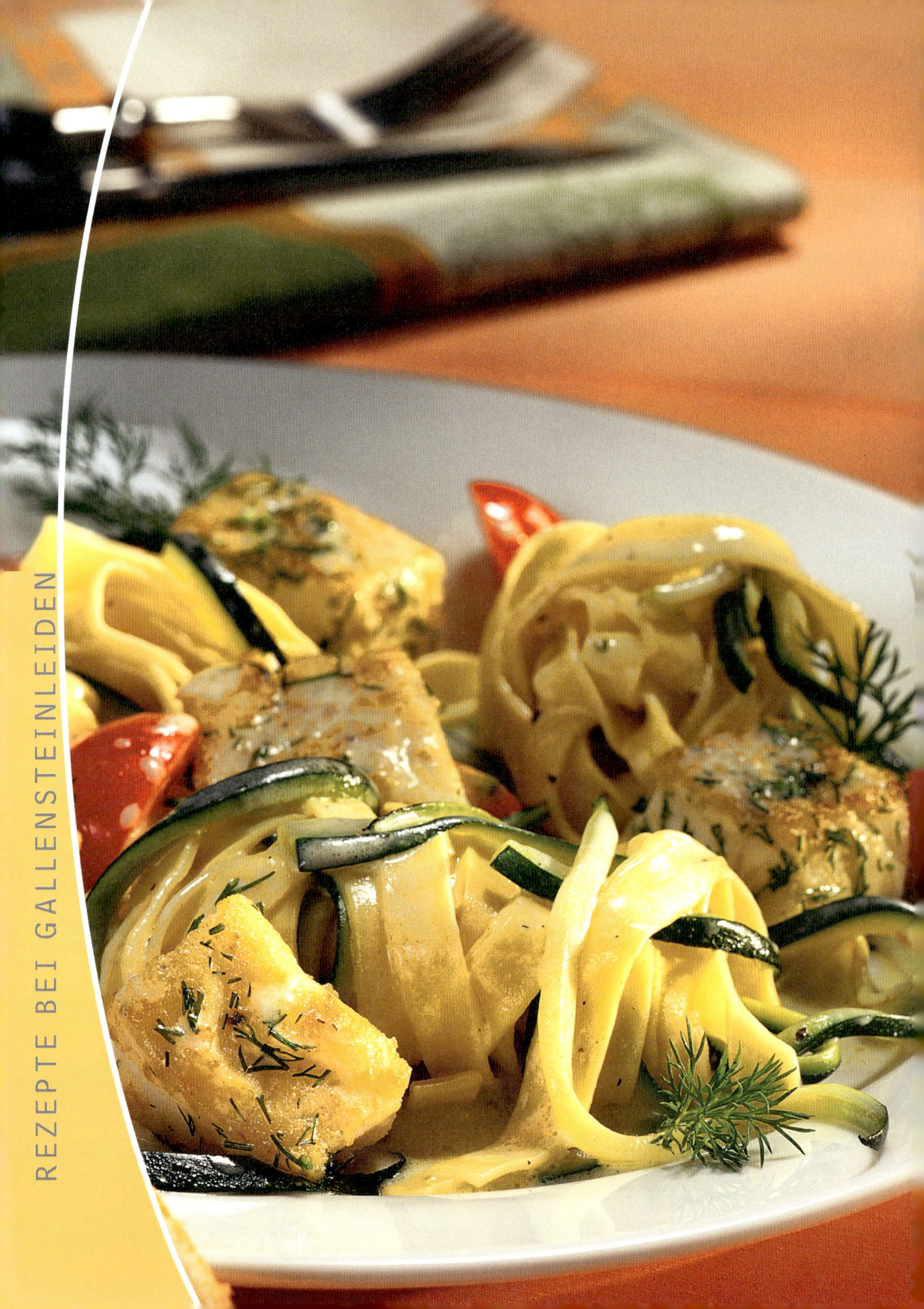

Abwechslungsreiche Mischkost bei Gallenstein-leiden

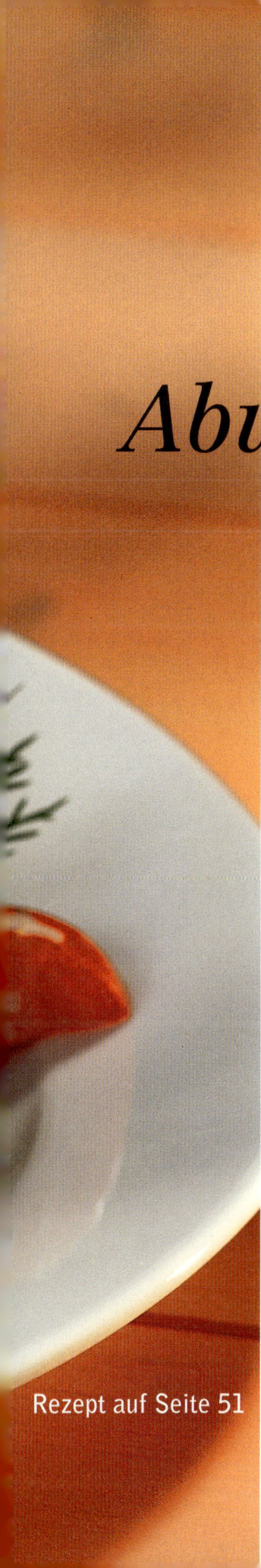

Rezept auf Seite 51

In diesem Kapitel finden Sie Rezepte für eine ausgewogene fettarme und ballaststoffreiche Mischkost. Bei Gallensteinleiden ist keine spezielle Diät einzuhalten, mit einer gesunden Ernährung kann man jedoch der Steinbildung vorbeugen. Wenn Sie ein Ernährungstagebuch führen, können Sie herausfinden, welche Speisen Sie nicht vertragen und welche Ihnen keine Probleme bereiten. Die Verträglichkeit vor allem von Fett und von bestimmten Nahrungsmitteln – Gemüse und Früchte – ist individuell verschieden. Gallepatienten vertragen MCT-Fette besonders gut.

Süßes Quarkbrot

1 Portion enthält:
246 Kilokalorien
10,6 g Eiweiß
4,8 g Fett
39 g Kohlenhydrate
1,4 mg Eisen
0,2 mg Kupfer

Zutaten für 1 Portion:
$^1/_2$ Apfel, 50 g Magerquark, 1 Spritzer Zitronensaft, 1 Prise Zimt, evtl. Zucker oder Süßstoff, 1 Scheibe Mischbrot, 1 TL Diätmargarine z. B. basis MCT-Margarine

Zubereitungszeit: etwa 10 Minuten

- Den Apfel waschen, schälen und halbieren. Eine Hälfte fein raspeln, die andere Hälfte in schmale Schnitze schneiden.
- Den Quark mit dem geraspelten Apfel, Zitronensaft und Zimt verrühren, eventuell noch etwas süßen.
- Das Brot mit der Margarine und anschließend mit der Quarkmasse bestreichen.
- Zum Schluss die Apfelschnitze darauf verteilen.

Hinweis

Zum Frühstück können Sie jeweils $^1/_4$ l Bohnenkaffee oder Schwarzen Tee mit etwas Kondensmilch und Zucker trinken.

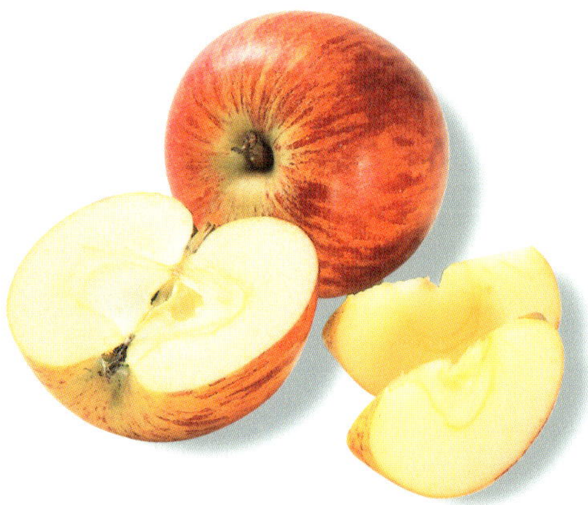

Quarkbrötchen

1 Brötchen enthält:
153 Kilokalorien
7,3 g Eiweiß
0,6 g Fett
28,8 g Kohlenhydrate
1,2 mg Eisen
0,2 mg Kupfer

Zutaten für 14 Brötchen:
150 ml fettarme Milch, 40 g Hefe, 2 1/2 TL Honig, 500 g Weizenmehl, 250 g Magerquark, 1 TL jodiertes Speisesalz, 1/2 TL Bourbon-Vanillezucker, abgeriebene Schale von 1 Zitrone

Zubereitungszeit: etwa 30 Minuten
Gehzeit: etwa 60 Minuten

- Die Milch leicht erwärmen und mit der Hefe und dem Honig verquirlen.
- Das Mehl zusammen mit den restlichen Zutaten in eine Schüssel geben und dann mit der angerührten Hefe zu einem geschmeidigen Teig verkneten. Abgedeckt an einem warmen Ort gehen lassen, bis sich sein Volumen verdoppelt hat.
- Den Teig kurz durchkneten und 14 Brötchen daraus formen. Auf ein mit Backpapier ausgelegtes Backblech setzen und nochmals 15 bis 20 Minuten gehen lassen.
- Den Backofen auf 180 °C (Umluft 160 °C, Gas: Stufe 3) vorheizen und eine Schale mit heißem Wasser hineinstellen. Die Brötchen mit einem scharfen Messer kreuzweise einschneiden und auf der mittleren Schiene etwa 20 Minuten backen.

Tipp
Die Quarkbrötchen sind kupferarm. Dazu schmeckt Erdbeer- oder Himbeermarmelade sehr lecker.

Orangenmüsli

1 Portion enthält:
237 Kilokalorien
6 g Eiweiß
5 g Fett
40 g Kohlenhydrate
1,2 mg Eisen
0,2 mg Kupfer

Zutaten für 1 Portion:
10 g Haferflocken, 120 ml Vollmilch, 100 g Orange, 25 g Blütenhonig

Zubereitungszeit: etwa 15 Minuten

- Die Haferflocken in eine Müslischüssel geben, mit der Milch übergießen und einige Minuten quellen lassen.
- Die Orange schälen, filetieren, in kleine Stücke schneiden und unter die Haferflocken mischen. Mit Honig süßen.

Geröstete Grießsuppe

1 Portion enthält:
62 Kilokalorien
1 g Eiweiß
2 g Fett
9 g Kohlenhydrate
0,4 mg Eisen
0 mg Kupfer

Zutaten für 1 Portion:
12 g Weizengrieß, 15 g Möhren, 3 g Diätmargarine z. B. basis MCT-Margarine, jodiertes Speisesalz, gemahlene Muskatblüte, Petersilie

Zubereitungszeit: etwa 40 Minuten

- Den Grieß bei niedriger Temperatur in einem Topf trocken anrösten. Von der Herdplatte nehmen und abkühlen lassen.
- Die Möhren waschen, schälen und raspeln.
- Den Grieß mit 200 ml Wasser aufgießen und die Möhren dazugeben. Die Suppe kochen lassen, bis die Möhren weich sind. Mit Salz und Muskatblüte würzen.

- Zum Schluss die Margarine einrühren und die Suppe mit gewaschener und gehackter Petersilie bestreuen.

Tipp

Die geröstete Grießsuppe ist auch bei streng eiweißarmer Ernährung sowie bei Mastfettleber sehr empfehlenswert. Die Suppe ist kupferarm.

Falsche Haferflockensuppe

1 Portion enthält:

58 Kilokalorien
1 g Eiweiß
3 g Fett
7 g Kohlenhydrate
1 mg Eisen
0,1 mg Kupfer

Zutaten für 1 Portion:

8 g Haferflocken, jodiertes Speisesalz, gemahlener Kümmel, 30 g Wurzelwerk (Möhren, Knollensellerie), 3 g Diätmargarine z. B. basis MCT-Margarine, Petersilie

Zubereitungszeit: etwa 40 Minuten

- Haferflocken bei niedriger Temperatur trocken anrösten. Von der Herdplatte nehmen und auskühlen lassen.
- Die Haferflocken mit 1/4 l Wasser aufgießen. Salz, Kümmel und das gewaschene, zerkleinerte Wurzelwerk zugeben und weich kochen.
- Abschmecken und die Margarine hinzufügen. Mit gewaschener, gehackter Petersilie bestreuen.

Tipp

Die Suppe nicht zu lange kochen lassen, sonst bekommt sie eine geleeartige Konsistenz und dickt nach dem Erkalten ein. Die Suppe ist kupfer- und eisenarm.

Kohlrabischaumsuppe

1 Portion enthält:
102 Kilokalorien
4,5 g Eiweiß
5,7 g Fett
7,9 g Kohlenhydrate
1,8 mg Eisen
0,2 mg Kupfer

Zutaten für 1 Portion:
200 g Kohlrabi, 1 TL Diätmargarine z. B. basis MCT-Margarine, jodiertes Speisesalz, Pfeffer, Muskat, 1 EL saure Sahne, Petersilie

Zubereitungszeit: etwa 20 Minuten

- Die Kohlrabi putzen und klein schneiden. In der Margarine leicht andünsten, mit 150 ml Wasser ablöschen und köcheln lassen.
- Wenn die Kohlrabi weich sind, mit dem Pürierstab pürieren und mit Salz, Pfeffer und Muskat würzen. Sollte die Suppe etwas zu dickflüssig sein, noch etwas Wasser zugeben.
- Kurz vor dem Servieren die saure Sahne hineingeben und die Suppe mit gewaschener und gehackter Petersilie bestreuen.

Tipp

Dazu schmecken Kräutertaler (siehe unten). Die Suppe lässt sich auch mit anderem Gemüse, z. B. Zucchini, Kartoffeln oder Möhren, herstellen. Sie ist besonders kupferarm.

Kräutertaler

1 Taler enthält:
130 Kilokalorien
2,8 g Eiweiß
5 g Fett
18,3 g Kohlenhydrate
0,5 mg Eisen
0,1 mg Kupfer

Zutaten für 10 Taler:
1 großer Bund gemischte Kräuter, 250 g Weizen- oder Dinkelmehl, 1 TL Backpulver, 1 TL jodiertes Speisesalz, 1 Msp. Pfeffer, 50 g Diätmargarine z. B. basis MCT-Margarine, 5 EL saure Sahne

Zubereitungszeit: etwa 30 Minuten

- Die Kräuter waschen, trocknen und fein hacken.
- Mit allen anderen Zutaten in eine Schüssel geben und zu einem glatten Teig verkneten. Sollte der Teig zu bröselig sein, etwas Wasser hinzufügen.
- Aus dem Teig zehn gleich große Taler formen und auf ein mit Backpapier ausgelegtes Backblech legen.
- Im vorgeheizten Backofen bei 200 °C (Umluft 180 °C, Gas: Stufe 4) 15 bis 20 Minuten goldgelb backen.

Tipp

Die Taler schmecken gut als Snack zwischendurch oder als Beilage zu Suppen. Sie sind kupfer- und eisenarm.

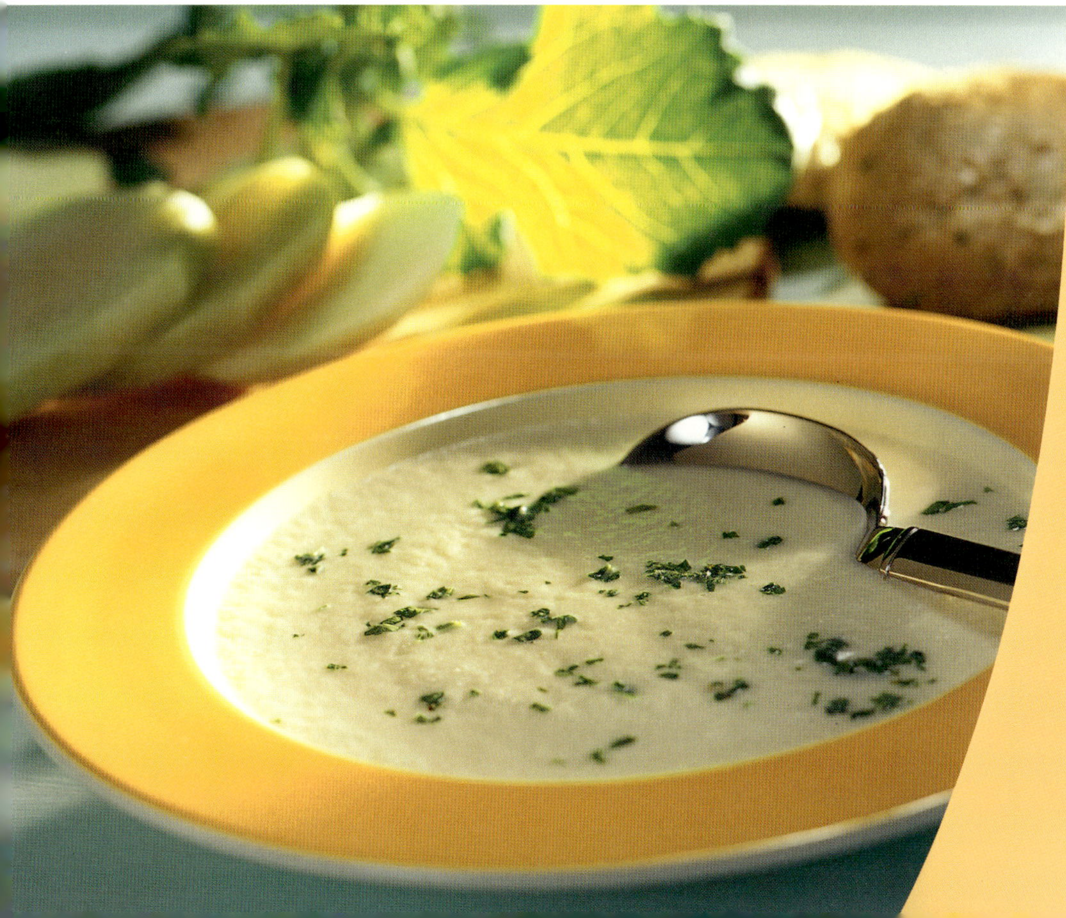

Apfel-Möhren-Rohkost mit Kräuterdip

1 Portion enthält:
192 Kilokalorien
10,1 g Eiweiß
6,2 g Fett
22,7 g Kohlenhydrate
5,3 mg Eisen
0,2 mg Kupfer

Zutaten für 1 Portion:
2 Möhren, $^1/_2$ Apfel, etwas Zitronensaft, jodiertes Speisesalz, Pfeffer, 1 TL Diätpflanzenöl z. B. basis MCT-Pflanzenöl

Für den Dip:
$^1/_2$ Bund gemischte Kräuter, 50 g Magerquark, 1 EL fettarmer Joghurt, jodiertes Speisesalz, Pfeffer

Zubereitungszeit: etwa 15 Minuten

- Die Möhren waschen, schälen und raspeln.
- Den Apfel waschen, entkernen und zu den Möhren raspeln.
- Mit Zitronensaft, Salz und Pfeffer würzen und dann das Öl unterrühren.
- Für den Dip die Kräuter waschen, trocknen und fein hacken. Den Quark mit dem Joghurt verrühren, die Kräuter unterziehen und alles mit Salz und Pfeffer würzen.
- Die Rohkost zusammen mit dem Dip servieren.

Tipp

Besonders lecker schmeckt die Rohkost, wenn sie mit Limetten- oder Mandarinensaft anstatt Zitronensaft zubereitet wird. Das Rezept ist kupferarm

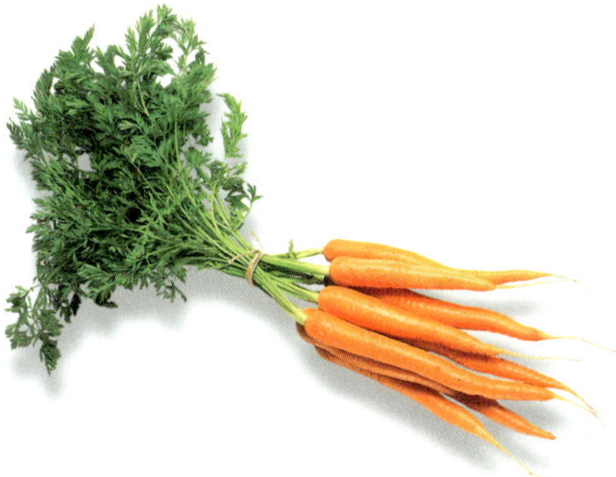

Kartoffelbrot

1 Portion enthält:
235 Kilokalorien
7 g Eiweiß
6 g Fett
37 g Kohlenhydrate
1,6 mg Eisen
0,3 mg Kupfer

Zutaten für 10 Portionen:
150 g Kartoffeln, 1/4 l fettarme Milch, 30 g Hefe, 60 g Diätmargarine z. B. basis MCT-Margarine, 400 g Weizenmehl, 40 g Zucker, 2 Eigelbe, Vanillezucker, jodiertes Speisesalz, Zitronenschale, Fett für die Form

Zubereitungszeit: etwa 40 Minuten
Gehzeit: etwa 40 Minuten
Backzeit: etwa 35 bis 45 Minuten

- Kartoffeln in der Schale kochen, schälen und durch die Kartoffelpresse drücken.
- Die Milch leicht erwärmen und Hefe einrühren. Ein paar Minuten gehen lassen.
- Die Margarine schmelzen. Die Kartoffeln mit Mehl, Margarine, Zucker, Hefemilch, Eigelb und Geschmackszutaten zu einem feinen, weichen Teig verarbeiten. Den Teig 40 Minuten an einem warmen Ort gehen lassen.
- Eine Kastenform einfetten und bemehlen. Den Teig hineinfüllen und noch einmal 20 Minuten gehen lassen.
- Das Brot bei 180 °C (Umluft 160 °C, Gas: Stufe 2) 35 bis 45 Minuten backen.

Tipp
Als Variante können Sie dem Teig auch frische oder getrocknete Kräuter zufügen. Übrigens sollten für das Gelingen eines Hefeteiges alle Zutaten zimmerwarm sein.

Polpetti in Rahmsauce

1 Portion enthält:
387 Kilokalorien
29 g Eiweiß
26 g Fett
9 g Kohlenhydrate
1,8 g Ballaststoffe
0,2 mg Kupfer

Zutaten für 5 Portionen:
500 g mageres Hackfleisch vom Schwein, 40 g Paniermehl, 1 Ei, jodiertes Speisesalz, Majoran, 500 ml Rindfleischsuppe entfettet (oder Brühwürfel), 15 g Weizenmehl, 1 Lorbeerblatt, 15 g Diätmargarine z. B. basis MCT-Margarine, 25 g Sahne, 25 g saure Sahne, Petersilie

Zubereitungszeit: etwa 60 Minuten

- Hackfleisch, Paniermehl, Ei, Salz und Majoran gut verkneten und kleine Bällchen formen.
- Die Suppe bzw. Brühe erhitzen. Die Fleischbällchen darin gar ziehen lassen, dann herausnehmen.
- Das Mehl trocken anrösten und mit der Suppe aufgießen. Das Lorbeerblatt zufügen und alles einige Minuten köcheln lassen, dann das Lorbeerblatt wieder herausnehmen.
- Margarine, Sahne und saure Sahne in die Suppe geben und alles gründlich mixen oder pürieren.
- Die Fleischbällchen einlegen, und die Suppe mit gewaschener, gehackter Petersilie bestreut servieren.

Tipp

Zu dieser Hauptspeise passen gut Pellkartoffeln, Kümmelkartoffeln oder Wildreis.

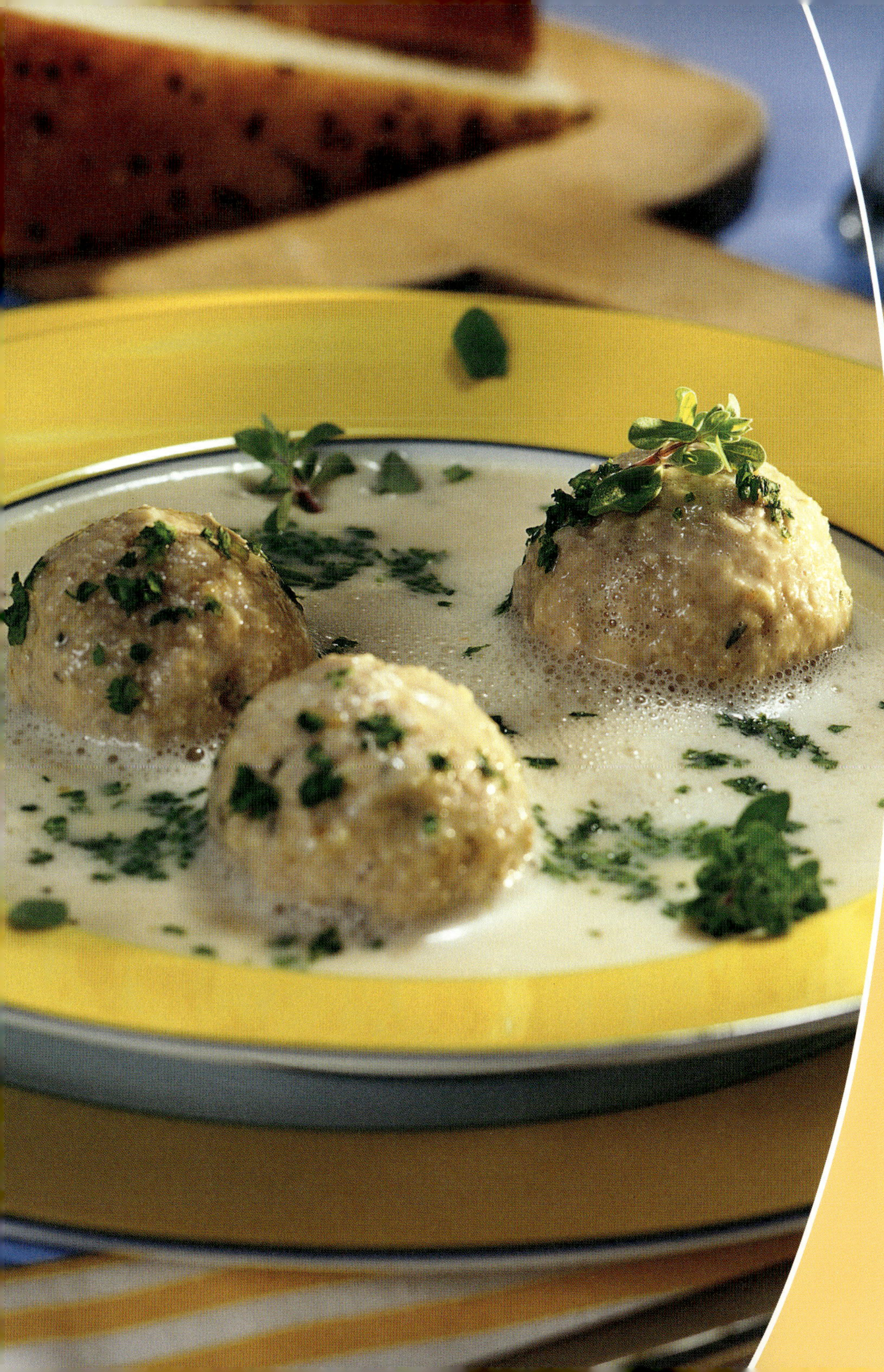

Spätzle mit Gemüsesauce

1 Portion enthält:
322 Kilokalorien
13,2 g Eiweiß
9,6 g Fett
44,5 g Kohlenhydrate
5,5 mg Eisen
0,5 mg Kupfer

Zutaten für 2 Personen:

Für den Spätzleteig:
50 g Buchweizenmehl, 50 g Weizenmehl, jodiertes Speisesalz, 1 Ei, 60 ml Milchwasser (halb Wasser, halb fettarme Milch)

Für die Gemüsesauce:
1 große Möhre, 1 kleinen Zucchino, 2 Stangen Staudensellerie, 200 g Chinakohl, 10 g Diätmargarine z. B. basis MCT-Margarine, jodiertes Speisesalz, Pfeffer, Muskatnuss

Zubereitungszeit: etwa 40 Minuten

- Für den Teig beide Mehle in einer Schüssel mischen. Salz zugeben und alles mit dem Ei und dem Milchwasser verrühren, bis ein zähflüssiger Teig entsteht.
- Den Teig schlagen, bis er Blasen wirft. Falls er zu flüssig ist, noch etwas Mehl dazugeben. Den Teig 30 Minuten ruhen lassen.
- Für die Sauce die Möhre schälen, den Zucchino putzen, beides waschen und in feine Streifen schneiden. Den Sellerie putzen, waschen und in feine Ringe schneiden. Den Chinakohl waschen und in feine Streifen schneiden.
- Die Margarine leicht erhitzen und das Gemüse darin andünsten. Mit Salz, Pfeffer und Muskat würzen. $^1/_8$ l Wasser angießen, zugedeckt garen und abschmecken.
- Reichlich Salzwasser zum Kochen bringen. Den Teig portionsweise durch eine Spätzlepresse in das sprudelnde Wasser geben. Die Spätzle mit einem Schaumlöffel herausnehmen, sobald sie oben schwimmen.
- Die Spätzle mit der Gemüsesauce vermischen und servieren.

Bandnudeln mit Heilbutt (Foto Seite 38)

1 Portion enthält:
408 Kilokalorien
39,5 g Eiweiß
8,6 g Fett
41,8 g Kohlenhydrate
3,7 mg Eisen
0,6 mg Kupfer

Zutaten für 1 Portion:
50 g Bandnudeln (roh), 1 kleiner Zucchino, 125 g Heilbuttfilet, 1 TL Zitronensaft, 1 TL Diätmargarine z. B. basis MCT-Margarine, jodiertes Speisesalz, Pfeffer, 50 ml fettarme Milch, Dill

Zubereitungszeit: etwa 20 Minuten

- Die Bandnudeln nach Packungsanleitung garen.
- Den Zucchino waschen, quer halbieren und in dünne Stifte schneiden.
- Das Fischfilet in sechs gleich große Stücke schneiden und mit dem Zitronensaft beträufeln.
- Die Margarine erhitzen und den Fisch darin von allen Seiten leicht anbraten, herausnehmen und warm halten.
- In der Pfanne die Zucchinistifte andünsten, salzen, pfeffern, etwas Wasser und die Milch dazugeben. Die Zucchini köcheln lassen, bis sie gar sind.
- Die Sauce abschmecken, den Fisch zufügen und kurz vor dem Servieren gehackten Dill darüber streuen.
- Die Bandnudeln auf einen Teller geben, in der Mitte eine Mulde lassen und den Fisch hineinlegen.

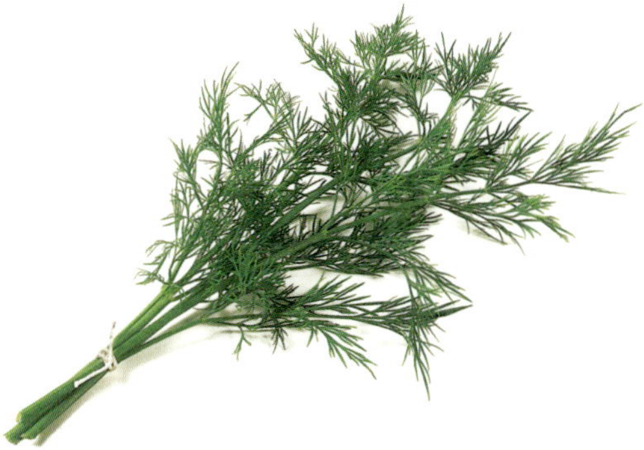

Schnelle Maisfladen

1 Portion enthält:
175 Kilokalorien
5 g Eiweiß
1 g Fett
35 g Kohlenhydrate
0,7 mg Eisen
0,1 mg Kupfer

Zutaten für 10 Portionen (34 Stück):
200 g Maismehl, 1 gestr. TL Backpulver, 4 g jodiertes Speisesalz, 100 ml fettarme Milch, 125 g fettarmer Joghurt, 10 g Maiskeimöl, 1 Ei, 70 g Honig

Zubereitungszeit: etwa 60 Minuten

- Maismehl, Backpulver und Salz in eine Schüssel geben, gut vermischen und dann die anderen Zutaten hinzufügen.
- Mit einem Rührgerät (Knethaken) alles gut durchrühren. Es muss einen dickflüssigen Teig ergeben.
- Mit einer Spachtel auf einer trockenen heißen Grillplatte (z. B. vom Raclette-Grill) kleine Fladen (∅ 10 cm) auftragen und beidseitig garen. Alternativ können Sie die Fladen auch in einer beschichteten Pfanne ohne Fett braten.

Tipp

Die Fladen können als Zwischenmahlzeit gegessen werden. Zusammen mit einer Kräuter-Joghurt-Sauce ergeben sie aber auch ein leckeres Abendessen. Sie sind kupferarm und auch bei Fettleber geeignet.

Pfirsichkuchen

Bei 16 Stücken enthält ein Stück:
167 Kilokalorien
2,9 g Eiweiß
7,7 g Fett
21,4 g Kohlenhydrate
0,6 mg Eisen
0,1 mg Kupfer

Zutaten für 1 Kuchen:
1 große Dose abgetropfte Pfirsiche, 125 g Diätmargarine z. B. basis MCT-Margarine, 100 g Zucker, 1 Pck. Vanillezucker, etwas abgeriebene Zitronenschale, 3 Eier, 200 g Weizenmehl, 2 TL Backpulver

Zubereitungszeit: etwa 60 Minuten

- Die Pfirsiche abtropfen lassen.
- Die Margarine mit dem Zucker, Vanillezucker und der Zitronenschale weiß schaumig schlagen. Nach und nach die Eier zugeben.
- Das Mehl mit dem Backpulver mischen, sieben und esslöffelweise unterrühren. Sollte der Teig zu fest sein, arbeiten Sie etwas Wasser unter.
- Den Teig in eine gefettete Springform (∅ 28 cm) füllen. Die Pfirsichhälften auf der Oberseite mehrmals längs einschneiden und dann mit der Unterseite auf den Teig legen.
- Den Kuchen im vorgeheizten Backofen bei 175 °C (Umluft 150 °C, Gas: Stufe 2) etwa 45 Minuten backen.

Tipp

Statt mit Pfirsichen kann man den Kuchen auch gut mit Aprikosen oder Äpfeln (750 g) backen. Der Pfirsichkuchen ist kupfer- und eisenarm.

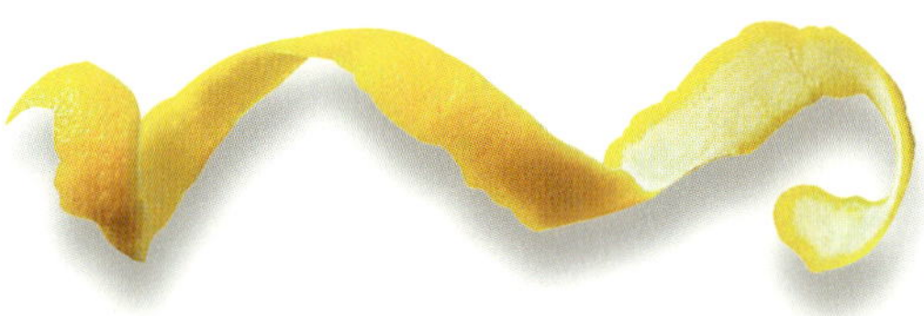

Beerenquark

1 Portion enthält:
194 Kilokalorien
17 g Eiweiß
6 g Fett
17 g Kohlenhydrate
1,4 mg Eisen
0,2 mg Kupfer

Zutaten für 1 Portion:
100 g Magerquark, 60 ml fettarme Milch, 1 TL Diätpflanzenöl z. B. basis MCT-Speiseöl, 5 g Zucker, 50 g Erdbeeren, 50 g Himbeeren, etwas Zitronensaft

Zubereitungszeit: etwa 10 Minuten

- Quark, Milch, Öl und Zucker cremig rühren.
- Die Beeren putzen und waschen, große Erdbeeren halbieren oder vierteln.
- Die Früchte vorsichtig unter den Quark heben, mit Zitronensaft abschmecken.

Hinweis
Der Beerenquark ist kupferarm.

Apfelbiskuit

1 Portion enthält:
213 Kilokalorien
4 g Eiweiß
2 g Fett
44 g Kohlenhydrate
1 mg Eisen
0,2 mg Kupfer

Zutaten für 1 Portion:
6 Eier, 200 g Zucker, 200 g Weizenmehl, Saft und Schale einer unbehandelten Zitrone, Zimt, 900 g Äpfel, 20 g Diätmargarine z. B. basis MCT-Margarine für die Form

Zubereitungszeit: etwa 90 Minuten

- Die Eier mit Zucker dickschaumig schlagen. Nach und nach das Mehl, die Zitronenschale und etwas Zimt beigeben.
- Die Äpfel waschen, schälen und in Würfel schneiden. Die Stücke in eine gefettete Kasserolle geben, mit Zitronensaft beträufeln und mit etwas Zucker und Zimt bestreuen.
- Die Biskuitmasse über die Äpfel gießen. Im vorgeheizten Backofen bei 150 °C (Umluft 130 °C, Gas: Stufe 1) etwa 1 Stunde langsam backen.

Tipp

Der Apfelbiskuit kann sowohl kalt als auch warm serviert werden. Eine Erdbeersauce schmeckt lecker dazu. Das Gericht ist kupfer- und eisenarm.

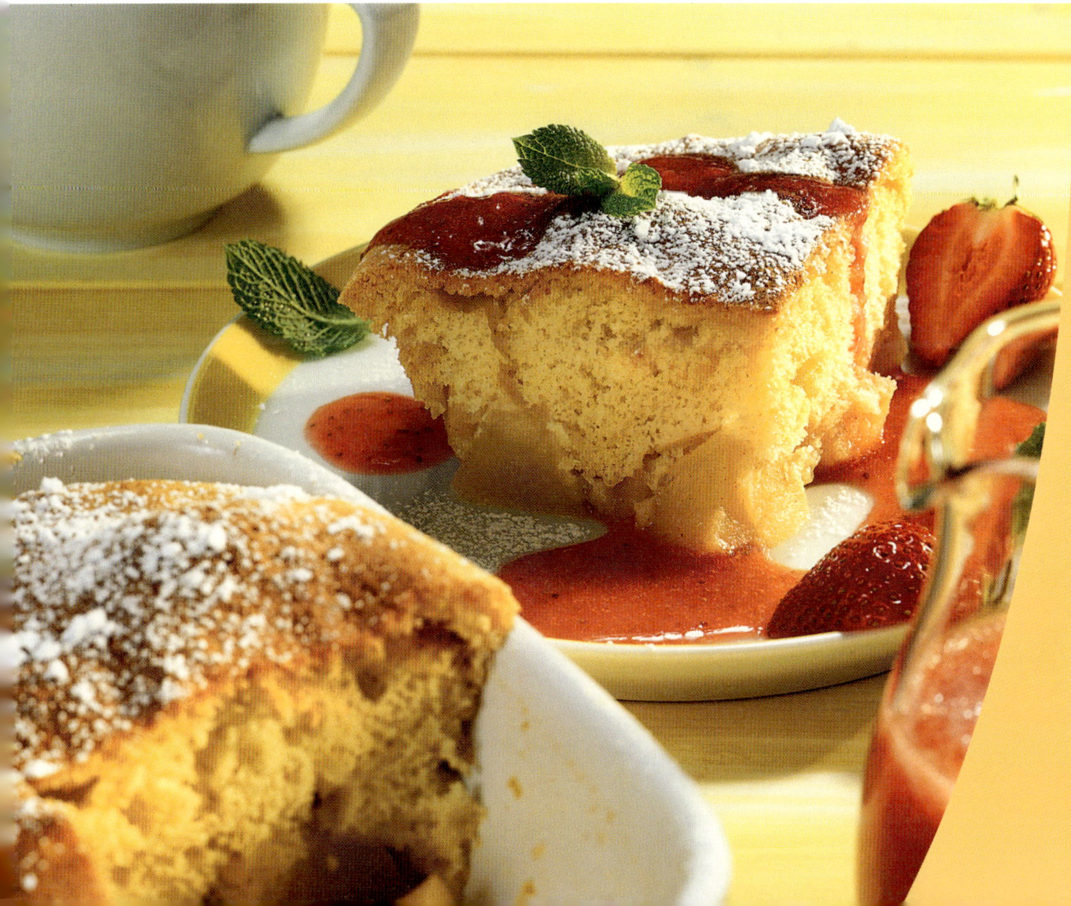

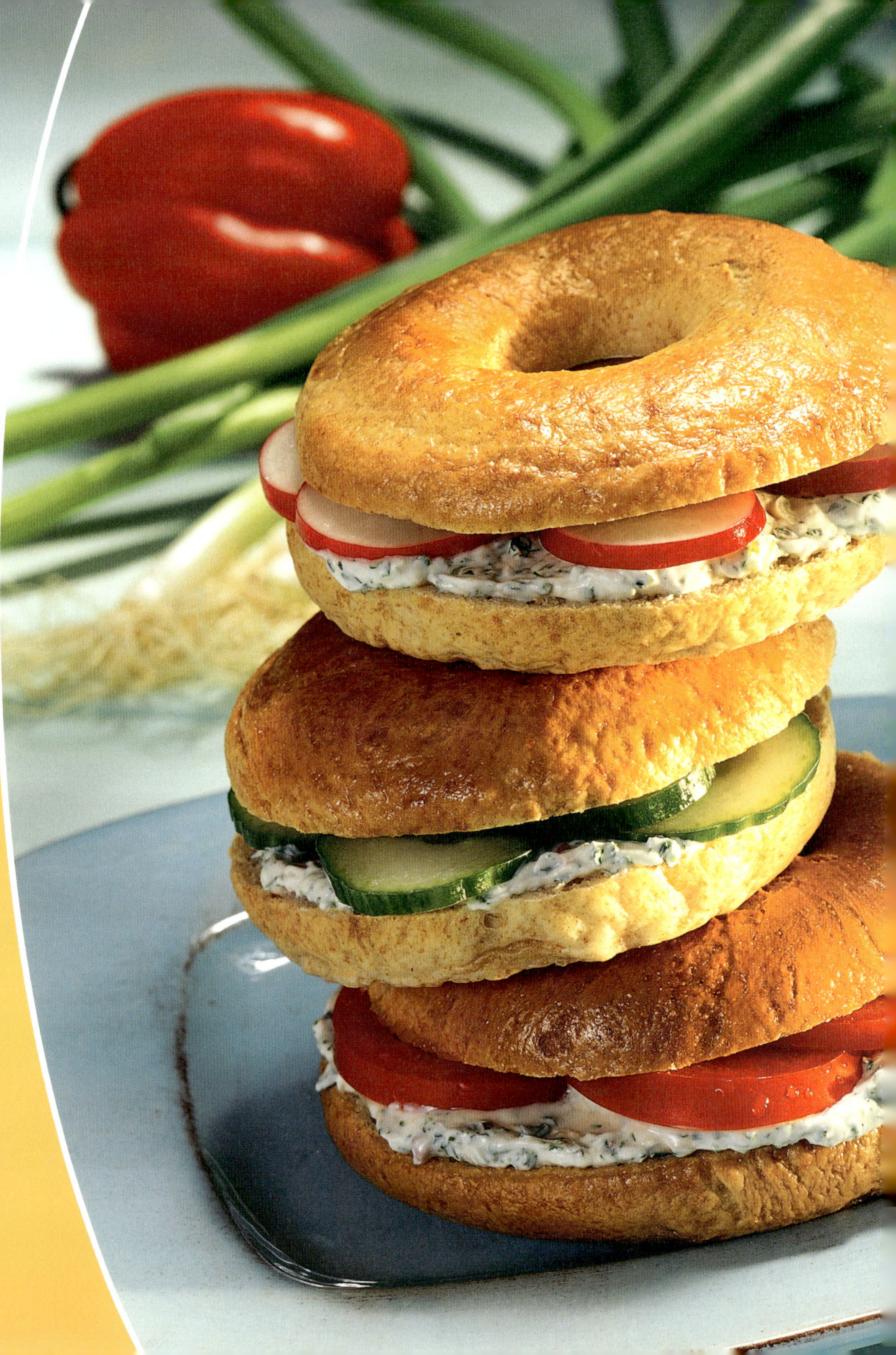

Rezept auf Seite 65

Ausgewogene Ernährung bei Fettleber

Bei der richtigen Ernährungsweise kann sich eine Fettleber wieder vollständig zurückbilden. Am wichtigsten ist es, die Auslöser auszuschalten, darum gibt es je nach Ursache der Fettleber Schwerpunkte in der Behandlung. Grundsätzlich ist eine ausgewogene und eher fettarme Ernährung angeraten, die folgenden Rezepte sind entsprechend zusammengestellt. Wie bei allen Lebererkrankungen gilt auch hier ein striktes Alkoholverbot.

Obstmüsli

1 Portion enthält:
358 Kilokalorien
14 g Eiweiß
8,9 g Fett
53,6 g Kohlenhydrate
2,9 mg Eisen
0,5 mg Kupfer

Zutaten für 1 Portion:
2 EL Vollkornhaferflocken, 200 ml fettarme Milch, $^1/_2$ Orange, $^1/_2$ kleiner Apfel, 1 TL Rosinen, 1 TL Sonnenblumenkerne, Süßstoff zum Süßen

Zubereitungszeit: etwa 20 Minuten

- Die Haferflocken in eine Müslischale geben, mit der Milch übergießen und etwa 10 Minuten quellen lassen.
- In der Zwischenzeit die Orange schälen und in kleine Stücke schneiden. Den Apfel waschen, entkernen und ebenfalls in kleine Stücke schneiden.
- Das Obst zusammen mit den Rosinen und den Sonnenblumenkernen zu den Haferflocken geben. Nach Belieben mit Süßstoff süßen.

Tipp

Zum Frühstück können Sie jeweils Kaffee oder Tee nach Belieben trinken.

Vitalfrühstück pikant

1 Portion enthält:
324 Kilokalorien
13,2 g Eiweiß
3,5 g Fett
57,7 g Kohlenhydrate
6,5 mg Eisen
0,6 mg Kupfer

Zutaten für 1 Portion:
1 Fleischtomate, 1 EL Tomatenmark, 1 EL saure Sahne, 1 EL Magerquark, 1 kleine Möhre, $^1/_2$ Apfel, jodiertes Speisesalz, Pfeffer, Paprika, 2 Scheiben Vollkornbrot, 1 TL gehackte Kräuter oder Kresse

Zubereitungszeit: etwa 15 Minuten

- Die Tomate halbieren, entkernen und dabei den Strunk entfernen. Das Fruchtfleisch in kleine Würfel schneiden.
- Die Tomatenwürfel mit dem Tomatenmark, der sauren Sahne und dem Quark verrühren.
- Die Möhre und den Apfel schälen und raspeln, beides unter den Quark rühren. Mit Salz, Pfeffer und Paprika pikant würzen.
- Die Brote mit dem Quark bestreichen und die gehackten Kräuter darüber streuen.

Fruchtiges Knäckebrot

1 Portion enthält:
124 Kilokalorien
10,1 g Eiweiß
1,5 g Fett
16,3 g Kohlenhydrate
1,3 mg Eisen
0,2 mg Kupfer

Zutaten für 1 Portion:
100 g Erdbeeren, 2 Scheiben Knäckebrot, 3 El körniger Frischkäse, evtl. gemahlener grüner Pfeffer

Zubereitungszeit: etwa 10 Minuten

- Die Erdbeeren waschen, putzen und in Scheiben schneiden.
- Das Knäckebrot mit dem Frischkäse bestreichen.
- Die Erdbeerscheiben auf dem Frischkäse verteilen. Nach Belieben mit etwas gemahlenem grünem Pfeffer bestreuen.

Tipp

Das Knäckebrot mit Frischkäse und Erdbeeren ist kupferarm. Mit grünem Pfeffer bestreut schmeckt es besonders apart.

Leinsamenbrot mit Quarkaufstrich

2 Scheiben Brot mit Quark enthalten:

192 Kilokalorien
14 g Eiweiß
5 g Fett
22 g Kohlenhydrate
3,9 mg Eisen
0,5 mg Kupfer

Zutaten für 24 Scheiben à 50 g:
60 g Hefe, 5 g Zucker, 350 g Weizenmehl, 50 g Weizenkleie, 350 g Roggenmehl, 50 g Leinsamen, 1 TL Kümmel gemahlen, 1 TL Koriander, 1 TL Anis, jodiertes Speisesalz, Fett für die Form

Für den Quarkaufstrich (1 Portion):
2 EL Magerquark (30 g), 1 EL fettarmer Joghurt (15 g), jodiertes Speisesalz, Minze, Schnittlauch, Petersilie, etwas Knoblauch

Zubereitungszeit: etwa 30 Minuten
Gehzeit: etwa 80 Minuten
Backzeit: etwa 60 Minuten

- Hefe und Zucker in 100 ml lauwarmes Wasser rühren und 10 Minuten an einem warmen Ort gehen lassen.
- Die Mehle mit Kleie, Leinsamen und Gewürzen mischen. Das Hefewasser zugeben, außerdem 650 ml erwärmtes Wasser. Den Teig gut kneten und zugedeckt 30 Minuten gehen lassen.
- Nochmals zusammenkneten und weitere 30 Minuten gehen lassen. Das allerletzte Mal zusammenkneten, zu einem Brot formen und in eine gefettete Kastenform geben. Darin noch einmal etwa 15 Minuten aufgehen lassen, dann im vorgeheizten Backofen bei 210 °C (Umluft 190 °C, Gas: Stufe 4–5) etwa 60 Minuten backen.
- Für den Aufstrich Quark und Joghurt mit den Kräutern und Gewürzen gut miteinander vermischen. Zugedeckt kaltstellen und durchziehen lassen.
- Das erkaltete Leinsamenbrot aufschneiden und mit dem Aufstrich servieren.

Tipp

Wenn Sie nicht so viel Zeit haben, können Sie das Gehen des Hefeteiges auch um einen Durchgang verkürzen.

Zucchinipfannkuchen

1 Portion enthält:
446 Kilokalorien
16,5 g Eiweiß
23,1 g Fett
42,4 g Kohlenhydrate
5,3 mg Eisen
0,4 mg Kupfer

Zutaten für 1 Portion:
1 Zucchino (200 g), 1/2 Zwiebel, 1 Ei, 4–5 EL Weizenmehl, jodiertes Speisesalz, Pfeffer, Paprikapulver rosenscharf, Muskat, 1 EL Diätpflanzenöl

Zubereitungszeit: etwa 20 Minuten

- Den Zucchino putzen, waschen und raspeln. Die Zwiebeln in feine Würfel schneiden.
- Beides zusammen mit dem Ei und 4 EL Mehl verrühren, bis ein glatter Teig entsteht. Sollte der Teig zu dünn sein, einen weiteren Löffel Mehl zugeben.
- Mit Salz, Pfeffer, Paprika und Muskat kräftig würzen.
- Die Masse esslöffelweise in heißem Öl von beiden Seiten goldbraun backen.

Tipp
Zu den Pfannkuchen schmeckt ein Kräuterdip (siehe Seite 70) oder auch Tzatziki sehr lecker.

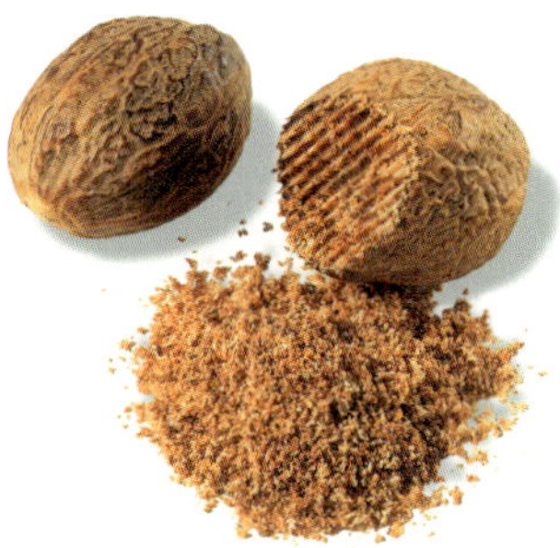

Gebundene Gemüsesuppe

1 Portion enthält:
72 Kilokalorien
2 g Eiweiß
4 g Fett
6 g Kohlenhydrate
0,7 mg Eisen
0,1 mg Kupfer

Zutaten für 1 Portion:
1/4 Zwiebel (10 g), 5 g Diätmargarine, 50 g Gemüseallerlei (TK), jodiertes Speisesalz, Pfeffer, Muskat, 5 g Weizenmehl, Petersilie

Zubereitungszeit: etwa 30 Minuten

- Die Zwiebel schälen und fein hacken. In einem Topf die Hälfte der Margarine erwärmen und die Zwiebeln darin glasig dünsten. Das Gemüse dazugeben und kurz mitdünsten.
- Das Ganze mit 1/4 l Wasser aufgießen, mit Salz, Pfeffer und Muskat würzen und zugedeckt leicht köcheln lassen.
- Wenn das Gemüse bissfest ist, das Mehl in der restlichen Margarine anrösten und die Suppe damit binden. Nochmals kurz aufkochen lassen, abschmecken, mit Petersilie bestreut servieren.

Tipp
Tiefkühl-Gemüse ist praktisch, weil man es leicht portionieren kann. Es enthält außerdem meist mehr Vitamine als Gemüse, das schon einige Tage im Supermarkt liegt.

Zwiebelsuppe mit Käseröstis

1 Portion enthält:
194 Kilokalorien
8 g Eiweiß
14 g Fett
10 g Kohlenhydrate
0,9 mg Eisen
0,3 mg Kupfer

Zutaten für 1 Portion:
1 Zwiebel (60 g), 6 g Diätmargarine, 1/4 l Rindfleischsuppe entfettet, 10 g Grahambrötchen, 10 g Edamer 30 % Fett i. Tr., jodiertes Speisesalz, Petersilie

Zubereitungszeit: etwa 40 Minuten, Foto unten

- Die Zwiebel schälen und in Ringe schneiden
- In einem Topf die Hälfte der Margarine erhitzen, die Zwiebelringe darin anrösten, mit der Suppe aufgießen und weich dünsten.
- Das Brötchenstück in dünne Scheiben schneiden und mit der restlichen Margarine bestreichen.
- Den Käse reiben und über die Scheiben streuen. Das Brot im Backofen bei 180 °C (Umluft 160 °C, Gas: Stufe 2–3) überbacken, bis der Käse zerläuft.
- Die Suppe mit Salz abschmecken, in einen Teller füllen, die Käseröstschnitten dazugeben und mit gehackter Petersilie bestreuen.

Tipp

Zur Abwechslung können Sie die Suppe auch mit roten Zwiebeln zubereiten. Das schmeckt lecker und sieht bunter aus. Die Suppe ist kupfer- und eisenarm.

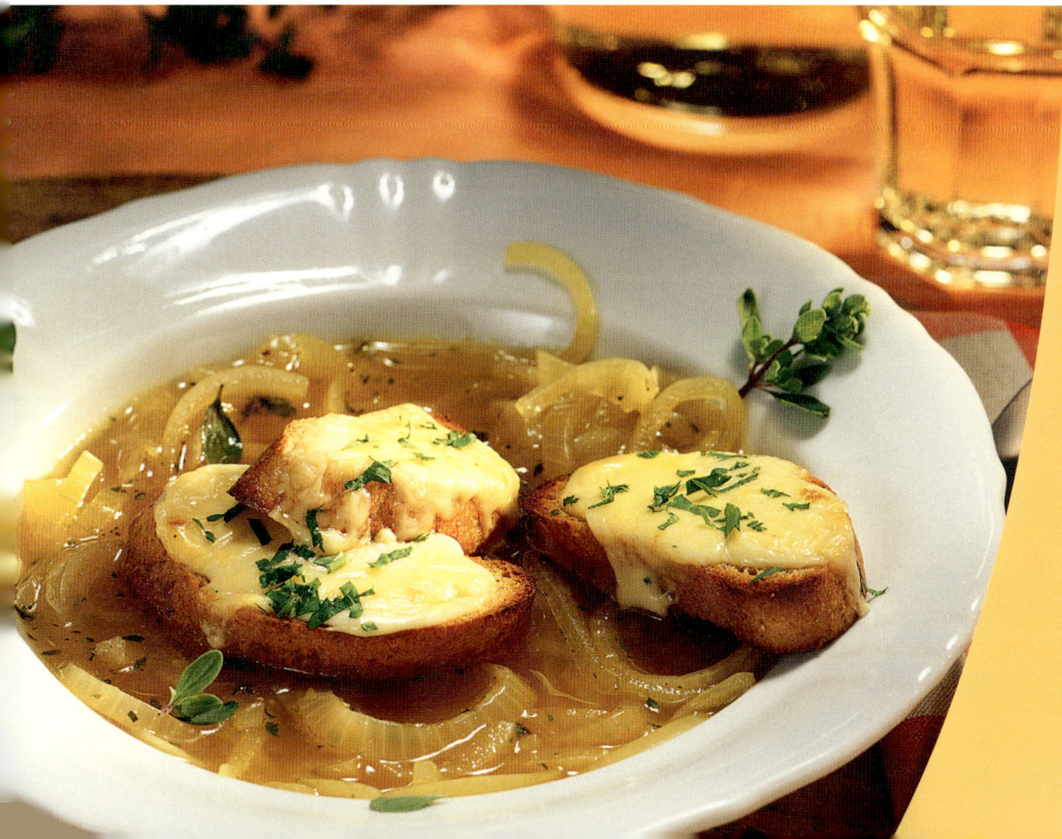

Fleischtopf mit Kümmelkartoffeln

1 Portion enthält:

318 Kilokalorien
30 g Eiweiß
10 g Fett
27 g Kohlenhydrate
2,5 mg Eisen
0,2 mg Kupfer

Zutaten für 1 Portion:
120 g mageres Schweinefleisch, $^1/_2$ Zwiebel (25 g), 3 g Diätmargarine, Paprikapulver edelsüß, Essig, Pfeffer, Kümmel, jodiertes Speisesalz, Knoblauch, 100 g Weißkohl, 150 g Kartoffeln

Zubereitungszeit: etwa 90 Minuten

- Das Schweinefleisch würfeln.
- Die Zwiebel schälen, hacken und in der Margarine andünsten. Das Schweinefleisch hinzufügen und rundum anbraten.
- Das Paprikapulver dazugeben und kurz mitrösten, dann das Ganze mit etwas Essig und Wasser ablöschen. Mit Pfeffer, Kümmel, Salz und Knoblauch würzen, zugedeckt dünsten lassen.
- Wenn das Fleisch noch etwas kernig ist, das gewaschene und geschnittene Kraut dazugeben. Eventuell noch etwas Wasser angießen, dann alles zugedeckt weich dünsten lassen.
- Die Kartoffeln schälen und in Spalten teilen. In Kümmelwasser weich kochen.
- Das Krautfleisch abschmecken und mit den Kümmelkartoffeln servieren.

Tipp
Der Fleischtopf ist kupferarm.

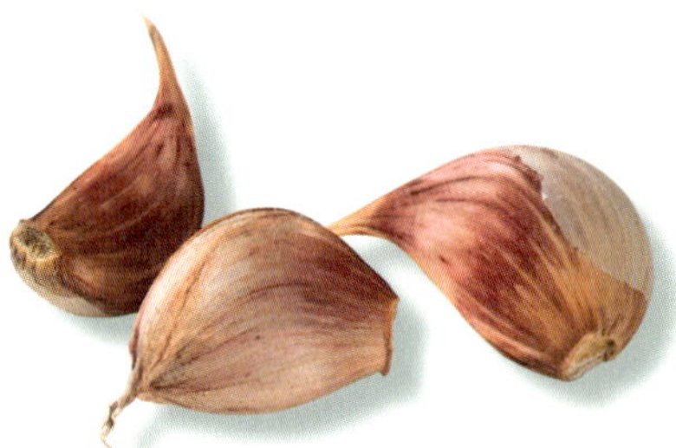

Bagel (Foto Seite 56)

1 Bagel enthält:
259 Kilokalorien
9,9 g Eiweiß
6,5 g Fett
39,6 g Kohlenhydrate
2,4 mg Eisen
0,3 mg Kupfer

Zutaten für 12 Stück:
330 ml fettarme Milch, 50 g Diätmargarine, 30 g Hefe, 1 TL Zucker,
660 g Weizenvollkornmehl,
1 1/2 TL jodiertes Speisesalz, 2 Eier,
1 Eiweiß

Zubereitungszeit: etwa 40 Minuten
Gehzeit: etwa 40 Minuten
Backzeit: etwa 25 Minuten

- Die Milch erwärmen; die Margarine schmelzen.
- In einer Schüssel Hefe, Zucker und Milch zu einem Vorteig verrühren und 3 Minuten ruhen lassen.
- Mehl, Margarine, Salz und 2 Eier dazugeben und zu einem lockeren Hefeteig verarbeiten. Den Teig an einem warmen Ort etwa 30 Minuten gehen lassen.
- Den Teig noch einmal durchkneten und zwölf runde Brötchen formen. Jedes Brötchen mit dem Kochlöffelstiel in der Mitte durchstechen und so ein Loch formen. Die Brötchen bedeckt nochmals 10 Minuten gehen lassen.
- In einem großen Topf Wasser zum Kochen bringen. Je vier Heferinge ins Wasser geben. Wenn sie an der Oberfläche schwimmen, 3 Minuten abwarten, dann wenden, nach einer weiteren Minute herausnehmen und abtropfen lassen.
- Die Bagel mit Eiweiß bestreichen und im vorgeheizten Backofen bei 220 °C (Umluft 190 °C, Gas: Stufe 4–5) 20 bis 25 Minuten backen.

Tipp

Die Bagel sind kupferarm. Zusammen mit dem Kräuterdip ergeben sie eine komplette Mahlzeit. Sie können die Bagel aber auch mit Marmelade oder Honig essen.

Pikanter Kartoffelsalat

1 Portion enthält:
337 Kilokalorien
16 g Eiweiß
17 g Fett
38 g Kohlenhydrate
3,7 mg Eisen
0,4 mg Kupfer

Zutaten für 1 Portion:
200 g Kartoffeln, 1 kleine Möhre (50 g), 1 kleine Zwiebel, 1 TL Diätpflanzenöl, $^{1}/_{8}$ l Gemüsebrühe, 1 Gewürzgurke, jodiertes Speisesalz, Pfeffer, 2 Tomaten, 50 g gegartes Kasseler

Zubereitungszeit: etwa 40 Minuten

- Kartoffeln und die Möhre schälen, kochen und noch warm in Scheiben schneiden. Zusammen in eine Schüssel geben.
- Die Zwiebel schälen, fein hacken, in Öl leicht anschwitzen und mit der Brühe aufgießen. Die Sauce über die Kartoffeln und Karotten geben und umrühren.
- Die Gewürzgurke fein würfeln und untermischen. Den Salat mit Salz und Pfeffer würzen.
- Die Tomaten waschen und vierteln, dabei den Strunk enfernen. Den Kartoffelsalat mit Kasseler und Tomaten servieren.

Tipp

Als Variante können Sie den Salat auch mit Frühlingszwiebeln zubereiten.

Zucchini-Radieschen-Salat mit Minze

1 Portion enthält:
65 Kilokalorien
2 g Eiweiß
5 g Fett
3 g Kohlenhydrate
1,8 mg Eisen
0,1 mg Kupfer

Zutaten für 1 Portion:
80 g Zucchini, 40 g Radieschen, 5 g Diätpflanzenöl, Essig, jodiertes Speisesalz, Pfeffer, Minze

Zubereitungszeit: etwa 20 Minuten

- Zucchini und Radieschen waschen, abtrocknen, in feine Scheibchen oder Streifen schneiden und vermischen.
- Aus Öl, Essig, etwas Wasser, Salz, Pfeffer und Minze eine Marinade bereiten.
- Die Marinade mit dem Gemüse vermengen und rasch servieren.

Tipp

Der Salat ist kupferarm und als eiweißarmes Gericht geeignet.

Grünkern-Gemüse-Eintopf

1 Portion enthält:
235 Kilokalorien
12,3 g Eiweiß
6,2 g Fett
31,5 g Kohlenhydrate
5,6 mg Eisen
0,5 mg Kupfer

Zutaten für 1 Portion:
1 Frühlingszwiebel, 1/2 mittelgroße Kohlrabi, 1/2 Möhre, 100 g Wirsing, 40 g Erbsen, 1 TL Diätmargarine, 25 g Grünkern, 1/4 l Gemüsebrühe, jodiertes Speisesalz, schwarzer Pfeffer, Muskat, 1 TL Curry, 1 TL saure Sahne, gehackte Petersilie

Zubereitungszeit: etwa 30 Minuten

- Die Frühlingszwiebel putzen, waschen und in Ringe schneiden.
- Den Kohlrabi und die Möhre schälen und in feine Stifte schneiden.
- Den Wirsing putzen, waschen und in Streifen schneiden.
- Die Erbsen aus den Schoten lösen.
- Das Fett in einem Topf erhitzen und das Gemüse darin andünsten. Den Grünkern zugeben und kurz mitdünsten.
- Mit der Brühe auffüllen, mit Salz, Pfeffer, Muskat und Curry würzen und zugedeckt 20 Minuten kochen lassen.
- Die saure Sahne einrühren und mit Petersilie bestreut servieren.

Tipp

Saure Sahne enthält in der Regel 10 % Fett. Fettreicher sind Schmand mit 24 % und Crème fraîche mit über 30 % Fettgehalt.

Überbackenes Fischfilet mit Wildreis

1 Portion enthält:
574 Kilokalorien
56 g Eiweiß
19 g Fett
41 g Kohlenhydrate
3 mg Eisen
0,7 mg Kupfer

Zutaten für 1 Portion:

Für das Fischfilet:
200 g Seelachs- oder Kabeljaufilet, Zitronensaft, jodiertes Speisesalz, Fett für die Form, 2 Tomaten, 60 g Mozarella, Petersilie, Pfeffer

Für den Wildreis:
50 g Wildreis, $^1/_2$ Zwiebel (20 g), 5 g Diätpflanzenöl, jodiertes Speisesalz

Zubereitungszeit: etwa 60 Minuten, Foto rechts

- Das Fischfilet abspülen, mit Zitronensaft beträufeln, salzen und in eine gefettete Auflaufform setzen.
- Die Tomaten waschen und in Scheiben schneiden, dabei den Strunk entfernen. Den Mozarella ebenfalls in Scheiben schneiden und zusammen mit den Tomaten auf dem Fisch verteilen.
- Alles mit Petersilie bestreuen und im vorgeheizten Backofen bei 200 °C (Umluft 180 °C, Gas: Stufe 3–4) etwa 20 bis 30 Minuten überbacken.
- Inzwischen den Reis zubereiten. Dafür den Wildreis verlesen und waschen. Die Zwiebel schälen und fein hacken.
- Die Zwiebeln in Öl anrösten, den Reis dazugeben und kurz mitrösten. Mit der doppelten Menge Wasser aufgießen und salzen. Den Reis bei geringer Temperatur zugedeckt weichdünsten.

Tipp

Statt Wildreis eignet sich auch Pinienreis oder Hirse. Besonders lecker wird das Fischfilet, wenn Sie etwas trocken angerösteten Sesam darüber streuen.

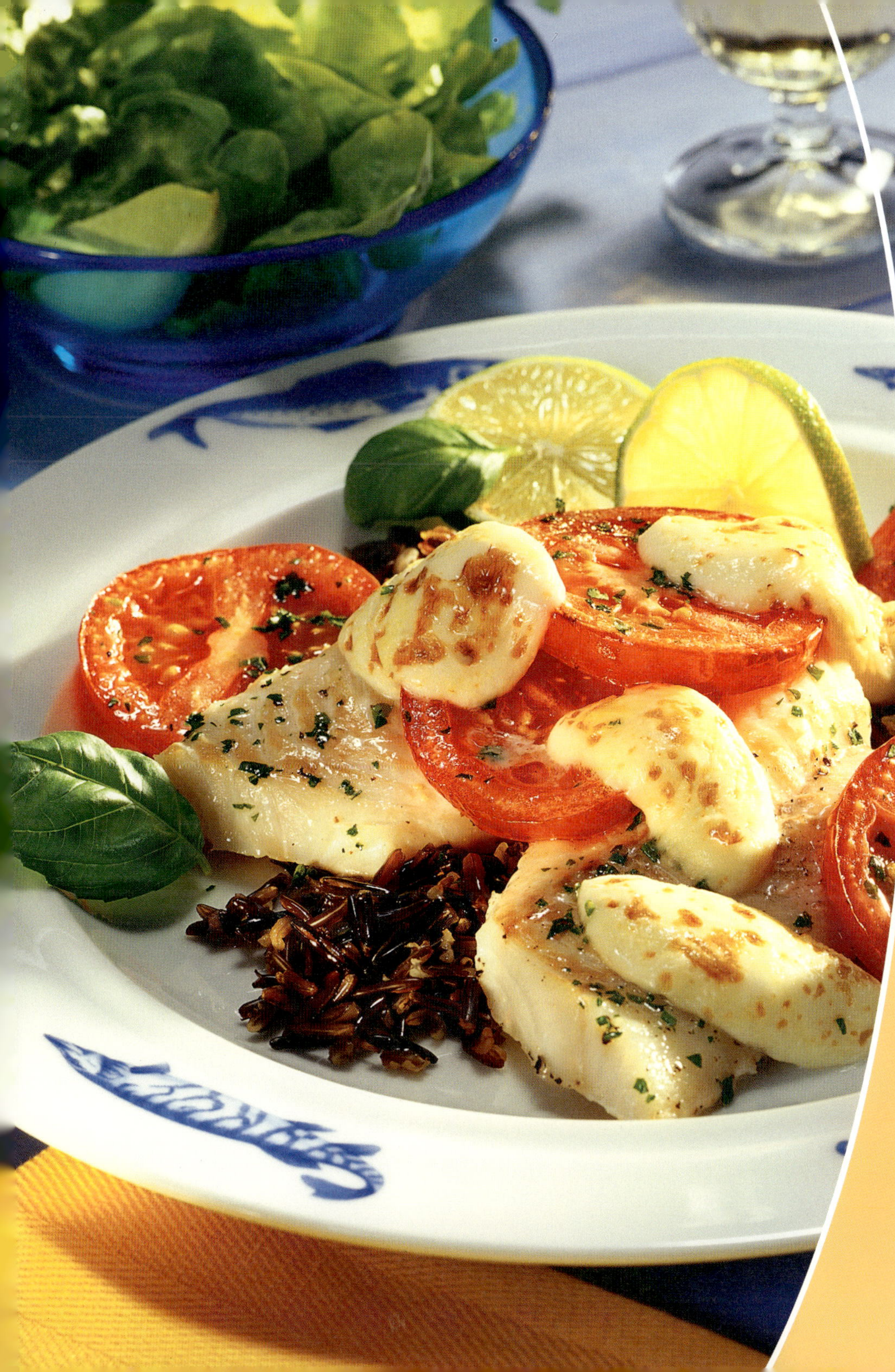

Kräuterdip

1 Portion enthält:
93 Kilokalorien
9,6 g Eiweiß
3,1 g Fett
5,9 g Kohlenhydrate
1,5 mg Eisen
0,1 mg Kupfer

Zutaten für 1 Portion:
1 Frühlingszwiebel, $^1/_8$ rote Paprikaschote, 1 TL gehackte Petersilie, 1 TL gehackter Kerbel, etwas Schnittlauch, $^1/_2$ Kistchen Kresse, 50 g Magerquark, 1 EL saure Sahne, etwas Zitronensaft, fluoridiertes Jodsalz, Pfeffer

Außerdem:
In Scheiben geschnittene Tomate, Salatgurke, Radieschen usw.

Zubereitungszeit: etwa 10 Minuten

- Die Frühlingszwiebel putzen, waschen und in feine Ringe schneiden.
- Die Paprikaschote klein würfeln. Die Kräuter waschen und hacken.
- Quark und saure Sahne mit Zwiebeln, Paprika, Kräutern und Zitronensaft verrühren. Mit Salz und Pfeffer würzen.
- Den Dip zusammen mit den Tomaten, Gurkenscheiben, Radieschen usw. anrichten.

Tipp

Der Kräuterdip passt zu den verschiedensten Gerichten, z. B. zu Bagel (siehe Seite 65) oder Zucchinipfannkuchen (siehe Seite 61).

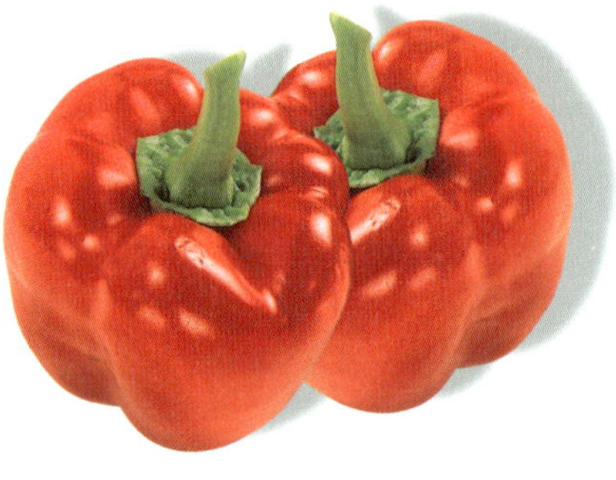

Hefezopf

1 Portion enthält:
127 Kilokalorien
4 g Eiweiß
5 g Fett
16 g Kohlenhydrate
0,7 mg Eisen
0,1 mg Kupfer

Zutaten für 1 Zopf (12 Stück):
200 g Weizenmehl, 60 g Weizenvollkornmehl, 4 g Trockenhefe, 125–150 ml fettarme Milch, 60 g Diätmargarine, 1 Ei, 1 Eigelb, 1 EL flüssiger Süßstoff, fluoridiertes Jodsalz

Zubereitungszeit: etwa 80 Minuten
Gehzeit: etwa 50 Minuten

- Die Mehle mit der Trockenhefe vermengen.
- 125 ml Milch erwärmen und die Margarine darin zergehen lassen. Das Ei, das Eigelb, den Süßstoff und eine Prise Salz dazugeben.
- Das Mehl zu dem Milchgemisch geben und alles gut verkneten, bis der Teig Blasen wirft. Wenn der Teig zu fest ist, noch etwas Milch hinzufügen.
- Den Teig an einem warmen Ort 30 Minuten gehen lassen. Danach wieder zusammenkneten, in drei Teile teilen, diese zu Rollen formen und damit einen Zopf flechten.
- Den Zopf auf ein leicht gefettetes oder mit Backpapier ausgelegtes Blech legen und nochmals 20 Minuten gehen lassen.
- Mit etwas Milch bepinseln und bei mittlerer Hitze im vorgeheizten Backofen bei 170 °C (Umluft 150 °C, Gas: Stufe 2) etwa 45 Minuten backen.

Tipp
Der Hefezopf ist kupferarm und auch bei einer eiweißarmen Ernährung geeignet. Er schmeckt pur sehr lecker, kann aber auch mit Marmelade oder Honig gegessen werden.

Quarkcreme

1 Portion enthält:
176 Kilokalorien
27 g Eiweiß
1 g Fett
12 g Kohlenhydrate
1,6 mg Eisen
0,1 mg Kupfer

Zutaten für 1 Portion:
80 g Erdbeeren, 200 g Magerquark, Zitronensaft, flüssiger Süßstoff, Zitronenmelisseblättchen

Zubereitungszeit: etwa 10 Minuten

- Die Erdbeeren waschen und pürieren.
- Den Quark mit etwas Zitronensaft und Süßstoff glatt rühren und die passierten Erdbeeren unterrühren.
- Die Creme in einer Schale anrichten und mit Zitronenmelisse garnieren.

Tipp
Magerquark wird zart und sahnig, wenn er mit etwas Mineralwasser angerüht wird. Die Quarkcreme ist kupferarm.

Obstklöße

1 Kloß enthält:
143 Kilokalorien
8 g Eiweiß
4 g Fett
18 g Kohlenhydrate
1 mg Eisen
0,1 mg Kupfer

Zutaten für 12 Klöße (4 Portionen):

Für den Teig:
500 g Magerquark, 100 g Weizengrieß, 1 Ei, 40 g Diätmargarine, 45 g Weizenmehl, Zitronenschale, Zitronensaft, flüssiger Süßstoff, jodiertes Speisesalz

Außerdem:
900 g Aprikosen mit Stein, 30 g Paniermehl zum Wenden

Zubereitungszeit: etwa 60 Minuten, Foto unten

- Alle Zutaten rasch zu einem Teig verarbeiten.
- Aprikosen waschen und entkernen.
- Den Teig ausrollen und in zwölf Stücke teilen. Die Aprikosen damit umschließen und Klöße formen.
- Die Klöße in leicht kochendem Salzwasser 5 bis 10 Minuten ziehen lassen. Sobald sie an der Oberfläche schwimmen, mit einem Schaumlöffel herausnehmen.
- Bei niedriger Hitze Paniermehl anrösten und die gegarten Klöße darin wenden.
- Als Hauptspeisenportion werden drei Klöße gereicht.

Tipp

Dem Paniermehl können auch Walnüsse beigemischt werden. Sehr lecker sind auch Erdbeeren oder Pflaumen als Füllung. Die Klöße sind kupfer- und eisenarm.

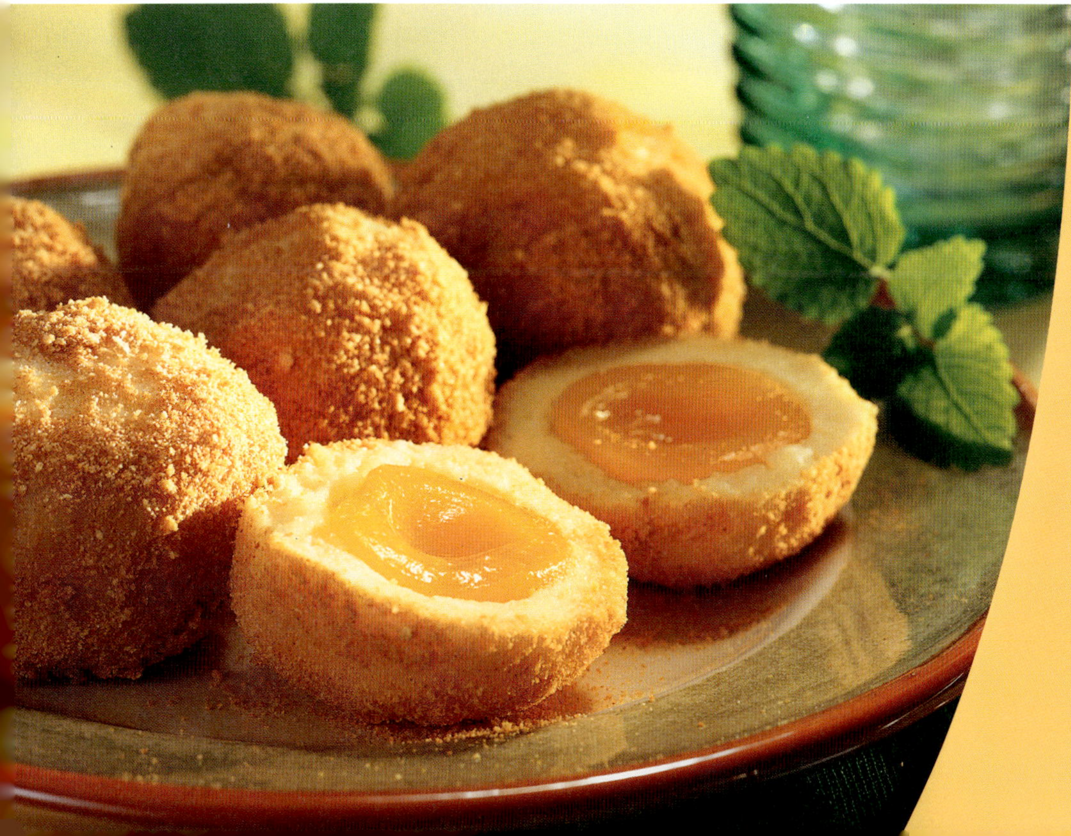

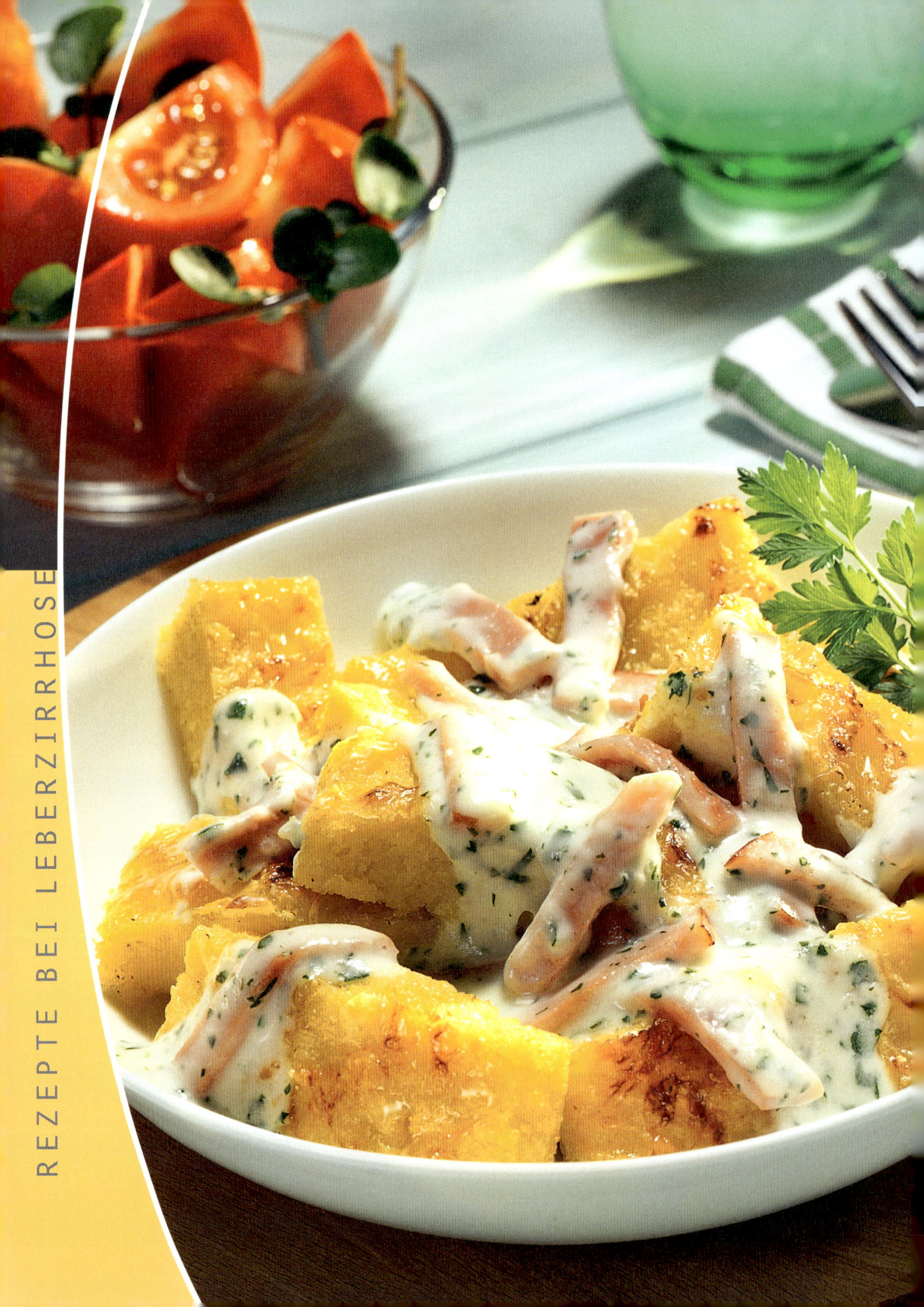

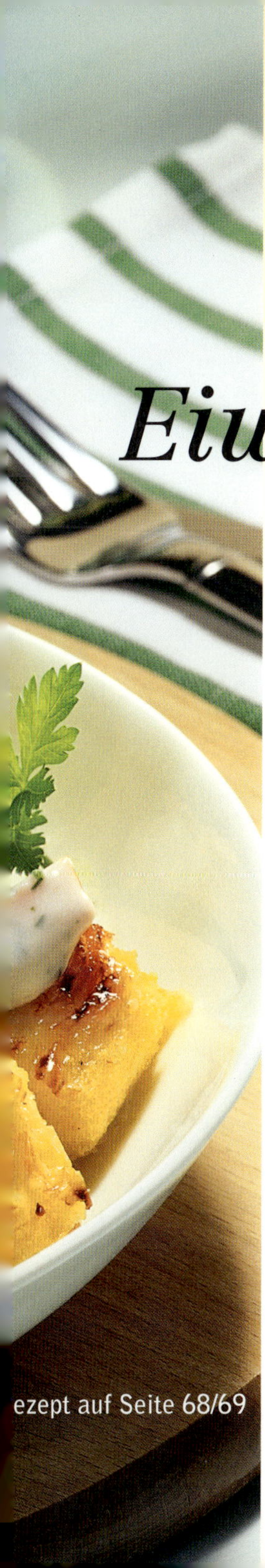
ezept auf Seite 68/69

Eiweißreduziert essen bei fortgeschrittener Leberzirrhose

In der Ernährung bei Leberzirrhose ist in erster Linie die individuelle Eiweißtoleranz wichtig. Dies müssen Sie mit Ihrem Arzt und mit einem Diätassistenten besprechen. Bei unseren Rezepten ist genau angegeben, wie viel Eiweiß enthalten ist; so können Sie sich die entsprechenden Gerichte aussuchen, die für Sie persönlich in Frage kommen. Dennoch ist eine regelmäßige Diätberatung bei Leberzirrhose unverzichtbar. Ernähren Sie sich eiweißreduziert, aber energiereich (viele Kalorien).

Süßer Hirsebrei

1 Portion enthält:
358 Kilokalorien
4,4 g Eiweiß
10,3 g Fett
60,7 g Kohlenhydrate
3,2 mg Eisen
0,3 mg Kupfer

Zutaten für 1 Portion:
30 g Hirse, 150 ml Wasser oder Obstsaft, Zimt, 1–2 EL Zucker, 100 g Obst (z. B. Pflaumen oder Birnen), etwas Zitronensaft, 2 EL geschlagene Sahne

Zubereitungszeit: etwa 35 Minuten

- Die Hirse in das kalte Wasser bzw. den Obstsaft geben, aufkochen und dann 25 Minuten quellen lassen.
- Den Brei mit Zimt und Zucker würzen.
- Das Obst klein schneiden, mit Zitronensaft beträufeln und unter den Hirsebrei heben.
- Zum Schluss die geschlagene Sahne unterheben.

Tipp
Statt Hirse können Sie auch Weizengrieß verwenden. Der Brei ist kupferarm.

Obstmüsli mit Haube

1 Portion enthält:
443 Kilokalorien
5,5 g Eiweiß
17,1 g Fett
64,3 g Kohlenhydrate
2 mg Eisen
0,3 mg Kupfer

Zutaten für 1 Portion:
100 g gemischtes frisches oder eingemachtes Obst, 1 gehäufter EL Haferflocken, 30 g Rosinen, 100 ml Obstsaft, etwas Zitronensaft, Zucker nach Geschmack, 2 EL geschlagene Sahne

Zubereitungszeit: etwa 15 Minuten

- Das Obst zerkleinern und in eine Schüssel geben.
- Haferflocken, Rosinen und Saft hinzufügen, alles vermischen.
- Das Müsli mit Zitronensaft und Zucker abschmecken und kurz quellen lassen.
- Das Sahnehäubchen darauf setzen und servieren.

Tipp

Das Obstmüsli ist sehr abwechslungsreich, weil Sie immer wieder andere Obstsorten verwenden können. Es ist kupferarm.

Kartoffel-Lauch-Cremesuppe

1 Portion enthält:
263 Kilokalorien
8,4 g Eiweiß
10,8 g Fett
31,5 g Kohlenhydrate
1,6 mg Eisen
0,2 mg Kupfer

Zutaten für 1 Portion:
200 g Kartoffeln, $^1/_2$ Stange Lauch, 1 TL Diätmargarine, 300–400 ml Gemüsebrühe, jodiertes Speisesalz, Pfeffer, Muskat, 1 EL Doppelrahmfrischkäse mit Kräutern

Zubereitungszeit: etwa 30 Minuten

- Die Kartoffeln schälen und klein schneiden. Den Lauch waschen und in feine Ringe schneiden.
- Die Kartoffeln in der Margarine andünsten und dann mit der Gemüsebrühe auffüllen. Köcheln lassen, bis die Kartoffeln weich sind, und anschließend pürieren. Sollte die Suppe zu dickflüssig sein, noch etwas Brühe oder Wasser zugeben.
- Den Lauch zur Suppe geben und weitere 5 bis 10 Minuten kochen lassen, bis der Lauch gar ist. Mit Salz, Pfeffer und Muskat würzen.
- Vor dem Servieren den Frischkäse einrühren.

Tipp

Statt Lauch können Sie auch Spinat verwenden. Besonders pikant schmeckt die Suppe, wenn Sie ein paar Scampis hineingeben.

Champignontoast mit Kopfsalat

1 Portion enthält:
498 Kilokalorien
12 g Eiweiß
33 g Fett
38 g Kohlenhydrate
1,9 mg Eisen
0,5 mg Kupfer

Zutaten für 1 Portion:

Für den Toast:
60 g eiweißarmes Brot, 10 g Diätmargarine, 100 g Champignons, 1/2 Zwiebel (20 g), 5 g Diätpflanzenöl, 5 g Maisstärke, 10 g Sahne, jodiertes Speisesalz, Zitronensaft, Pfeffer, 35 g Gouda 45 % Fett i. Tr.

Für den Kopfsalat:
50 g Kopfsalat, 5 g Diätpflanzenöl, Essig, Salatkräuter, jodiertes Speisesalz, 1 Prise Zucker

Zubereitungszeit: etwa 40 Minuten

- Das Brot in zwei dünne Scheiben schneiden, toasten und mit Margarine bestreichen.
- Die Champignons putzen, waschen und blättrig schneiden, die Zwiebel schälen und hacken.
- Die Zwiebeln in Öl anschwitzen, die Champignons zugeben, mit etwas Wasser aufgießen und garen. Die Maisstärke einstreuen und die Sahne unterrühren.
- Mit Salz, Zitronensaft und Pfeffer würzen und die überschüssige Flüssigkeit abgießen.
- Die Pilzmasse auf die Brotscheiben verteilen, den Käse in Streifen schneiden und darüberlegen.
- Den Toast im vorgeheizten Backofen bei 180 °C (Umluft 160 °C, Gas: Stufe 2–3) etwa 10 Minuten überbacken.
- Inzwischen den Kopfsalat waschen und putzen. Aus Öl, Essig, Salatkräutern, Salz, Zucker und etwas Wasser eine Marinade bereiten und über den Salat gießen.
- Den Toast mit dem Salat servieren.

Tipp
Eiweißarmes Brot können Sie im Reformhaus kaufen.

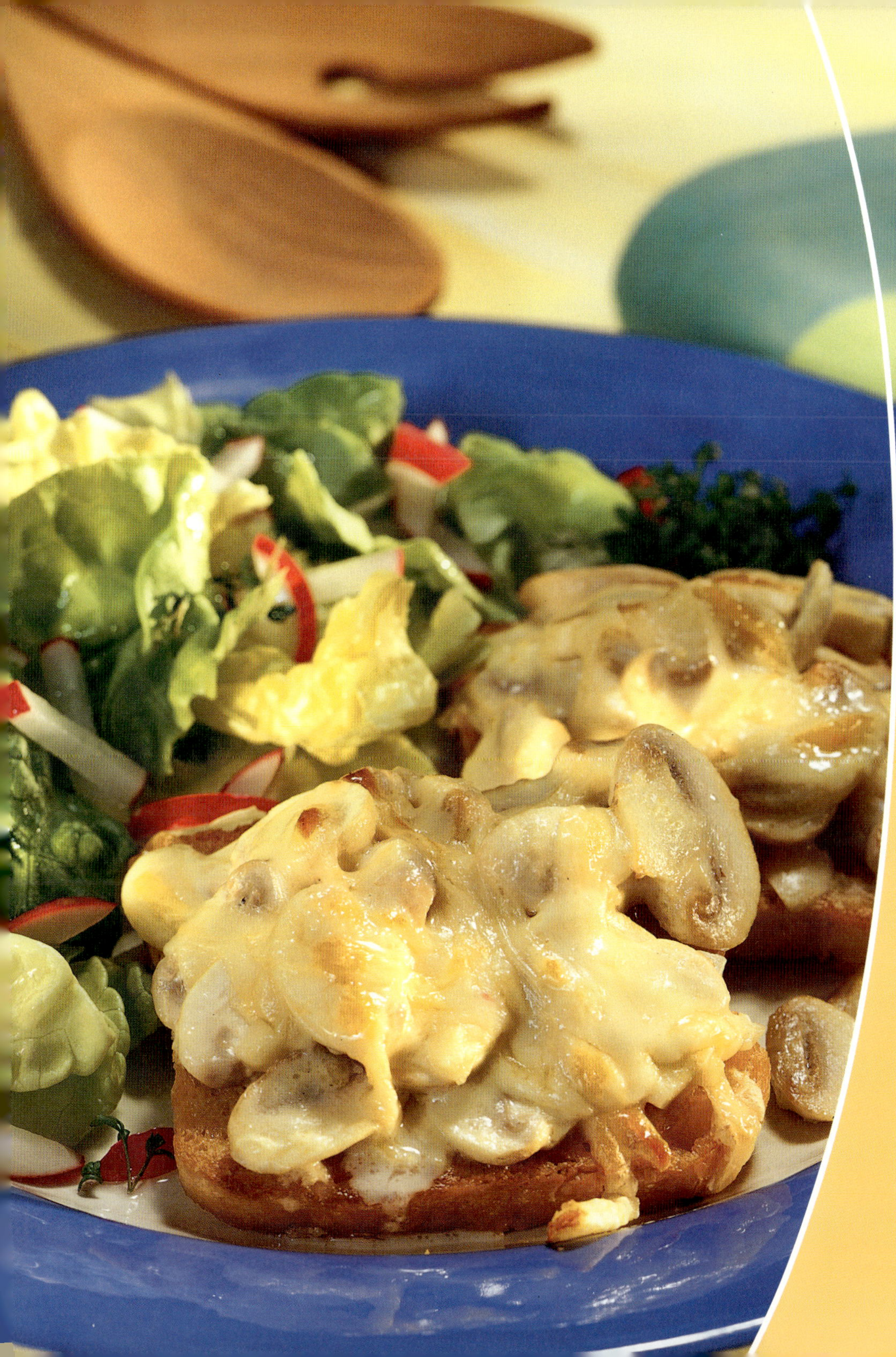

Nudelauflauf

1 Portion enthält:
729 Kilokalorien
11,2 g Eiweiß
22,4 g Fett
119,2 g Kohlenhydrate
5,2 mg Eisen
0,5 mg Kupfer

Zutaten für 1 Portion:
120 g eiweißarme Nudeln (Rohgewicht), jodiertes Speisesalz, 4 TL Diätpflanzenöl, 1/2 Zwiebel, 1/2 Möhre, 1/2 Zucchino, 1/2 Aubergine, 1 EL Tomatenmark, 200 ml passierte Tomaten, Pfeffer, Knoblauch, Oregano, 2 EL Parmesan

Zubereitungszeit: etwa 60 Minuten

- Die Nudeln in reichlich Salzwasser zusammen mit 2 TL Öl garen.
- Die Zwiebel hacken. Möhre, Zucchino und Aubergine waschen, putzen und in kleine Würfel schneiden.
- Die Zwiebeln in 1 TL Öl andünsten, das Gemüse zufügen und kurz mitdünsten.
- Das Tomatenmark zugeben und mit den passierten Tomaten auffüllen. Die Sauce 5 Minuten kochen lassen, dann mit Salz, Pfeffer, Knoblauch und Oregano würzen.
- Eine Auflaufform mit dem restlichen Öl einfetten und die Nudeln zusammen mit der Sauce einfüllen. Parmesan darüber streuen und den Auflauf im vorgeheizten Backofen bei 200 °C (Umluft 180 °C, Gas: Stufe 3–4) etwa 30 Minuten backen.

Kohlrabi-Hack-Auflauf

1 Portion enthält:
396 Kilokalorien
21,1 g Eiweiß
21,1 g Fett
29,9 g Kohlenhydrate
3,9 mg Eisen
0,4 mg Kupfer

Zutaten für 1 Portion:
150 g Kartoffeln, 50 g Hackfleisch, 2 TL Diätpflanzenöl, 200 g Kohlrabi, jodiertes Speisesalz, Pfeffer, 1 EL Crème fraîche, 2 EL gehackte Kräuter

Zubereitungszeit: etwa 30 Minuten

- Die Kartoffeln in der Schale gar kochen.
- Das Hackfleisch in 1 TL Öl anbraten.
- Die Kohlrabi schälen, stifteln und zum Hackfleisch geben. Kurz anschmoren, dann das Ganze mit Salz und Pfeffer würzen.
- Eine Auflaufform mit dem restlichen Öl einfetten.
- Die Kartoffeln pellen, in Scheiben schneiden und zusammen mit der Hackfleischmasse in die Form schichten.
- Die Crème fraîche mit 2 bis 3 EL Wasser glatt rühren, die Kräuter unterrühren und mit Salz und Pfeffer abschmecken.
- Die Sauce über den Auflauf gießen und alles im vorgeheizten Backofen bei 200 °C (Umluft 180 °C, Gas: Stufe 3–4) ca. 15 Minuten überbacken.

Gurken-Dill-Gemüse mit Hackbällchen

1 Portion enthält:
251 Kilokalorien
7,8 g Eiweiß
22 g Fett
5,7 g Kohlenhydrate
1,7 mg Eisen
0,3 mg Kupfer

Zutaten für 1 Portion:
1/2 entkernte, geschälte Salatgurke (250 g), 1/2 Zwiebel oder Schalotte, 1 TL Diät-Pflanzenöl, 50 g Bratwurst, jodiertes Speisesalz, Pfeffer, 1 EL Sahne, Dill

Zubereitungszeit: etwa 20 Minuten

- Die Salatgurke in 1,5 cm große Stücke schneiden.
- Die Zwiebel bzw. Schalotte hacken, kurz im Öl andünsten, die Gurke und 1–2 EL Wasser zufügen, alles einmal aufkochen lassen.
- Aus der Bratwurst kleine Bällchen formen, zum Gemüse geben und alles zusammen schmoren lassen.
- Mit Salz und Pfeffer würzen, zum Schluss die Sahne einrühren und etwas Dill darüberstreuen.

Tipp

Servieren Sie als Beilage Kartoffeln oder Reis. Das Gurken-Dill-Gemüse ist kupferarm.

Zwiebelpfannkuchen

1 Portion enthält:
514 Kilokalorien
12,5 g Eiweiß
29,2 g Fett
50,2 g Kohlenhydrate
2,2 mg Eisen
0,2 mg Kupfer

Zutaten für 1 Portion:
60 g Weizenmehl, 1/2 Ei, 50 g Sahne, 1 Prise jodiertes Speisesalz, 1 große Zwiebel, 1 EL Diätpflanzenöl, Pfeffer, Cayennepfeffer, Paprikapulver

Zubereitungszeit: etwa 20 Minuten

- Das Mehl mit Ei, Sahne, 100 ml Wasser und Salz verquirlen und kurz stehen lassen.
- Die Zwiebel schälen und in Ringe schneiden.
- Das Öl in einer mittelgroßen Pfanne erhitzen und die Zwiebelringe darin goldgelb anbraten. Mit Salz, Pfeffer, Cayennepfeffer und Paprika würzen.
- Den Teig über die Zwiebeln gießen und einen Pfannkuchen backen.

Tipp

Wenn Sie für ein Rezept nur ein halbes Ei brauchen, schlagen Sie ein ganzes Ei in eine Tasse auf und verquirlen es ein wenig. Von dieser Masse können Sie gut die Hälfte abnehmen. Der Zwiebelpfannkuchen ist kupferarm.

Krautfleisch

1 Portion enthält:
201 Kilokalorien
12 g Eiweiß
12 g Fett
12 g Kohlenhydrate
1,5 mg Eisen
0,1 mg Kupfer

Zutaten für 1 Portion:
170 g Weißkohl, 40 g mageres Schweinefleisch, 1/2 Zwiebel (20 g), 10 g Diätmargarine, Paprikapulver, Essig, jodiertes Speisesalz, Kümmel, Majoran, Pfeffer, 10 g saure Sahne, 5 g Weizenmehl

Zubereitungszeit: etwa 40 Minuten, Foto unten

- Den Weißkohl putzen und in feine Streifen schneiden.
- Das Fleisch würfeln.
- Die Zwiebel fein hacken und in der Margarine anschwitzen. Das Fleisch dazugeben und kräftig anbraten.
- Das Ganze mit Paprika würzen, mit etwas Wasser aufgießen und einen Schuss Essig einrühren.
- Mit Salz, Kümmel, Majoran und Pfeffer würzen. Den Weißkohl dazugeben und weich dünsten.
- Die saure Sahne mit dem Mehl verrühren und zum Schluss einrühren.

Tipp

Das Krautfleisch ist kupferarm.

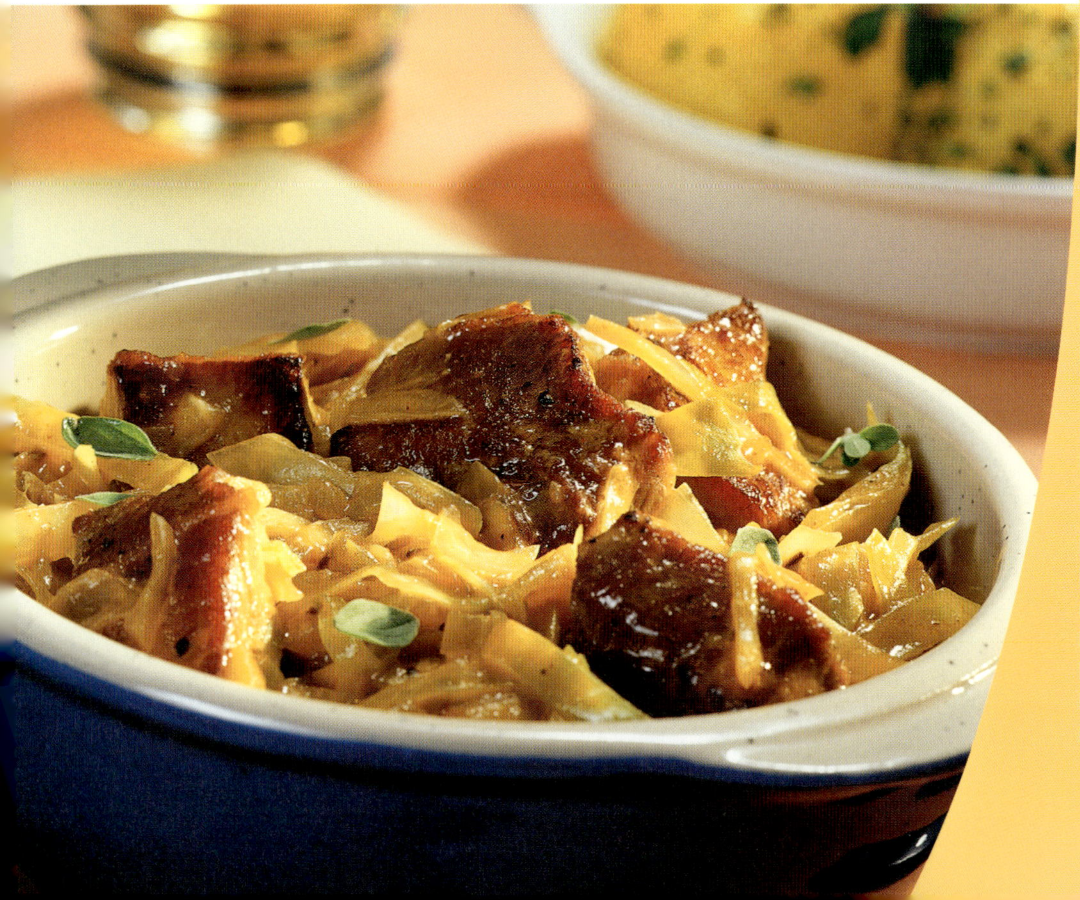

Pikanter Reisauflauf

1 Portion enthält:
461 Kilokalorien
14 g Eiweiß
23 g Fett
507 g Kohlenhydrate
2,8 mg Eisen
0,4 mg Kupfer

Zutaten für 1 Portion:
60 g Rundkornreis (roh gewogen), $^1/_2$ Ei, jodiertes Speisesalz, 25 g Diätmargarine, 30 g Möhren, 30 g Zucchini, 30 g Champignons, 30 g Brokkoli, Oregano, Rosmarin, Petersilie, 10 g Emmentaler 45 % Fett i. Tr.

Zubereitungszeit: etwa 80 Minuten

- Den Reis verlesen, waschen, trocken anrösten, mit Wasser aufgießen und garen.
- Das Ei trennen. Das Eiweiß mit einer Prise Salz zu Schnee schlagen. Das Eigelb mit 20 g Margarine schaumig rühren.
- Möhren, Zucchini, Champignons und Brokkoli waschen, putzen und in mundgerechte Stücke schneiden. In Salzwasser knackig dünsten und abgießen.
- Den gegarten Reis abgießen. Das Gemüse und das Eigelbgemisch mit dem Reis vermengen. Zum Schluss den Eischnee unterheben und das Ganze mit Oregano, Rosmarin und Petersilie würzen.
- Eine Form mit der restlichen Margarine einfetten und die Masse hinein füllen. Den Käse reiben und darüber streuen.
- Den Auflauf im vorgeheizten Backofen bei 170 °C (Umluft 150 °C, Gas: Stufe 2) etwa 20 Minuten überbacken.

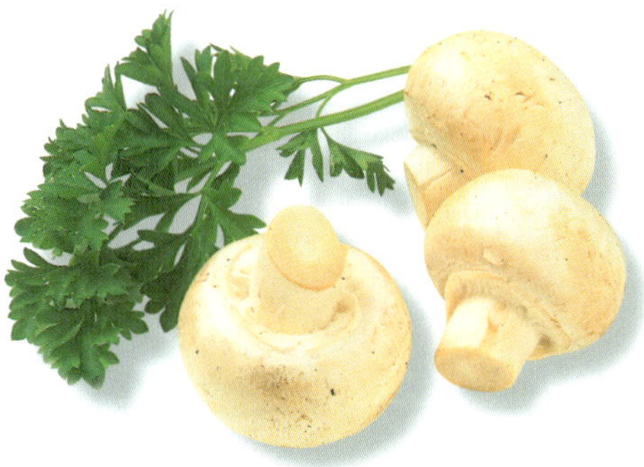

Herzoginkartoffeln mit Spargelgemüse

1 Portion enthält:
460 Kilokalorien
12 g Eiweiß
24 g Fett
47 g Kohlenhydrate
2,6 mg Eisen
0,5 mg Kupfer

Zutaten für 1 Portion:
200 g Kartoffeln, 1/2 Ei, 10 g Diätmargarine, 15 g Maisstärke, jodiertes Speisesalz, Muskat, 150 g Spargel, 10 g Diätpflanzenöl, 50 ml Vollmilch, etwas Zitronensaft, 50 g Tomate, Basilikum

Zubereitungszeit: etwa 90 Minuten

- Die Kartoffeln waschen, kochen, schälen und noch heiß in eine Schüssel pressen.
- Ei, den größten Teil der Margarine und etwas von der Maisstärke zugeben und alles zu einem Teig verarbeiten. Mit Salz und Muskat würzen.
- Ein Backblech einfetten und die Masse in kleinen Häufchen darauf spritzen. Im vorgeheizten Backofen bei 175 °C (Umluft 150 °C, Gas: Stufe 2) goldgelb backen.
- In der Zwischenzeit den Spargel schälen, waschen und in wenig Salzwasser garen.
- Aus dem Öl und der restlichen Maisstärke eine Schwitze zubereiten und mit dem Spargelwasser ablöschen. Milch einrühren und die Sauce mit Salz und Zitronensaft abschmecken.
- Die Tomate enthäuten, kreuzweise einschneiden und mit Salz und Basilikum würzen. Dann in einem Topf in etwas Wasser gar dünsten.

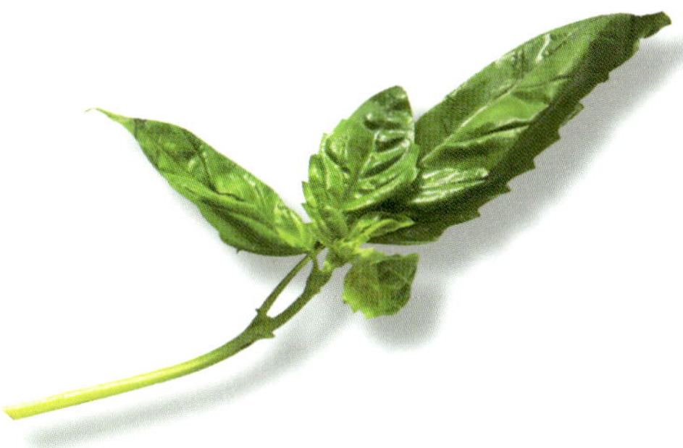

Polentaschnitten mit Schinkensauce

1 Portion enthält:
489 Kilokalorien
16 g Eiweiß
26 g Fett
49 g Kohlenhydrate
1 mg Eisen
0,1 mg Kupfer

Zutaten für 1 Portion:
30 g Sahne, 60 g Maisgrieß, jodiertes Speisesalz, Muskat, Fett für das Blech, 20 g Edamer 30 % Fett i. Tr.

Für die Sauce:
5 g Diätpflanzenöl, 8 g Weizenmehl, 15 g saure Sahne, 20 g gekochter Schinken, jodiertes Speisesalz, Petersilie

Zubereitungszeit: etwa 50 Minuten

- Die Sahne mit 120 ml Wasser mischen, den Grieß hineingeben und aufkochen lassen. Mit Salz und Muskat würzen und im Topf quellen lassen.
- Ein Blech einfetten und die Grießmasse (Polenta) etwa 3 cm dick flach aufstreichen.
- Den Käse reiben und über die Polenta streuen, im vorgeheizten Backofen bei 170 °C (Umluft 150 °C, Gas: Stufe 2) etwa 15 Minuten überbacken.
- Inzwischen aus Öl und Mehl eine Schwitze zubereiten, mit etwas Wasser aufgießen und die saure Sahne einrühren.
- Den Schinken in Streifen schneiden und in die Sauce geben, mit Salz und Petersilie würzen.
- Die Polenta in Stücke schneiden und mit der Sauce servieren.

Tipp

Die Polenta lässt sich am besten mit einem nassen Messer schneiden. Zum dekorativen Servieren können Sie auch Formen ausstechen. Das Gericht ist kupfer- und eisenarm.

Apfel-Crumble

1 Portion enthält:
228 Kilokalorien
1,8 g Eiweiß
(0,3 g bei eiweißarmem Mehl)
8,5 g Fett
35,6 g Kohlenhydrate
0,7 mg Eisen
0,1 mg Kupfer

Zutaten für 8 Portionen:
4 große Äpfel (ca. 700 g), 80 g Diätmargarine, 1/2 EL Zimt, 1/2 TL jodiertes Speisesalz, 120 g Weizenmehl, 120 g Zucker

Zubereitungszeit: etwa 60 Minuten, Foto unten

- Die Äpfel schälen, in dünne Scheiben schneiden.
- Mit 1 TL Fett eine Auflaufform einfetten und die Äpfel hineinfüllen.
- Zimt und Salz gut vermischen und über die Äpfel streuen.
- Das Mehl mit der restlichen Margarine und dem Zucker zu trockenen Krümeln verkneten und über die Äpfel geben.
- Im vorgeheizten Backofen bei 175 °C (Umluft 150 °C, Gas: Stufe 2) 30 bis 40 Minuten goldgelb backen.

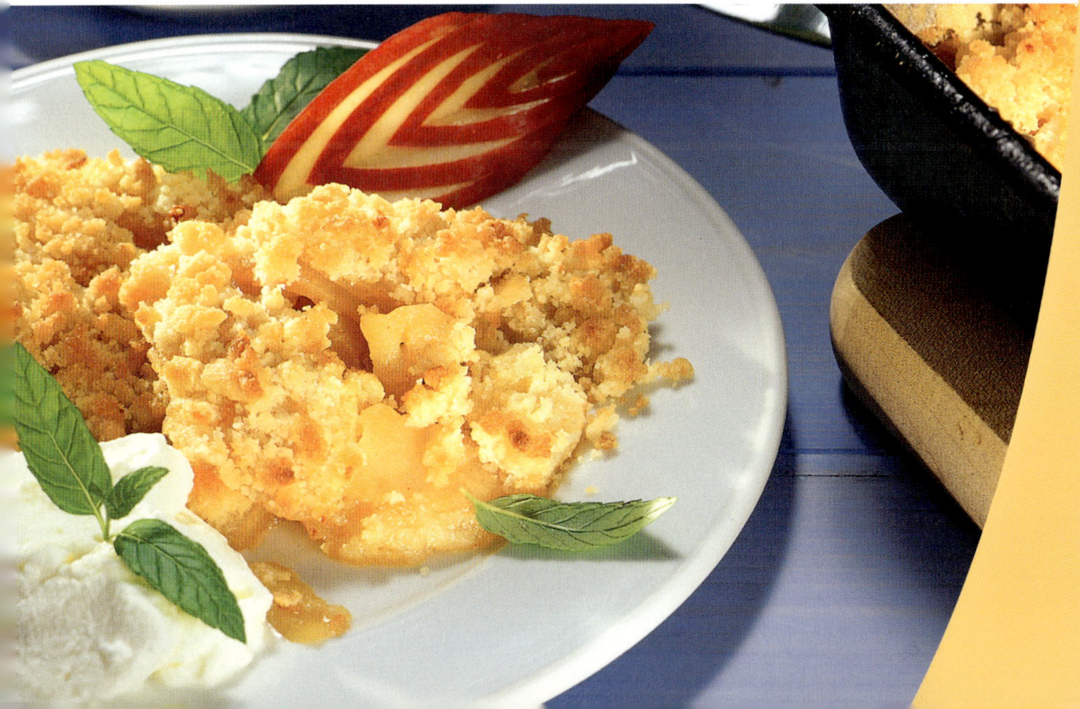

Apfelkuchen

Bei 16 Stück enthält ein Stück:
172 Kilokalorien
0,1 g Eiweiß
8,4 g Fett
23 g Kohlenhydrate
0,4 mg Eisen
0,1 mg Kupfer

Zutaten für 1 Kuchen:
150 g Diätmargarine, 75 g Zucker, 1 Pck. Vanillezucker, 1 Prise jodiertes Speisesalz, 1 Ei, 1 EL Sahne, etwas abgeriebene Zitronenschale, 50 g Weizenmehl, 150 g eiweißarmes Mehl, 3 TL Backpulver, 750 g säuerliche Äpfel, 2 EL Aprikosenkonfitüre

Zubereitungszeit: etwa 70 Minuten

- Margarine, Zucker, Vanillezucker und Salz schaumig schlagen.
- Das Ei, 1 EL Wasser, Sahne und die Zitronenschale unterrühren.
- Die beiden Mehlsorten mit dem Backpulver vermischen und ebenfalls unterrühren.
- Ein Springform (Ø 26 cm) einfetten und den Teig einfüllen.
- Die Äpfel schälen, halbieren, entkernen und auf der gewölbten Seite mehrmals längs einschneiden. Mit der Wölbung nach oben auf den Teig setzen und den Kuchen im vorgeheizten Backofen bei 200 °C (Umluft 180 °C, Gas: Stufe 3–4) etwa 40 Minuten backen.
- Den Kuchen sofort nach dem Backen mit Aprikosenkonfitüre bestreichen und dann auskühlen lassen.

Aprikosenmuffins

1 Muffin enthält:
98 Kilokalorien
1,7 g Eiweiß
3,5 g Fett
14,8 g Kohlenhydrate
0,3 mg Eisen

Zutaten für 12 Muffins:
200 g Weizen- oder Dinkelmehl, 1 TL Backpulver, 1 Msp. jodiertes Speisesalz, 50 g getrocknete oder frische Aprikosen, 2 EL Zucker, 4 EL Diätpflanzenöl, Fett für die Muffinsform

Zubereitungszeit: etwa 30 Minuten

- Das Mehl mit dem Backpulver und dem Salz in einer Schüssel mischen.
- Die Aprikosen klein schneiden und dazu geben.
- Dann Zucker, Öl und 6 bis 7 EL Wasser hinzufügen. Alles gut miteinander vermischen, sodass ein geschmeidiger Teig entsteht.
- Die zwölf Vertiefungen einer Muffinsform einfetten und den Teig einfüllen.
- Im vorgeheizten Backofen bei 180 °C (Umluft 160 °C, Gas: Stufe 2–3) 20 Minuten backen.
- Die fertigen Muffins etwas 3 Minuten in der Form ruhen lassen, dann herauslösen und auf einem Rost auskühlen lassen.

Tortenboden

Bei 12 Stück enthält ein Stück:
125 Kilokalorien
1,9 g Eiweiß
6 g Fett
15,7 g Kohlenhydrate
0,3 mg Eisen

Zutaten für 1 Tortenboden:
80 g Diätmargarine, 80 g Zucker, 1 Ei, 150 g Weizenmehl, 1 TL Backpulver

Zubereitungszeit: etwa 30 Minuten

- Die Margarine mit dem Zucker schaumig schlagen und dann das Ei unterrühren.
- Das Mehl mit dem Backpulver mischen, sieben und löffelweise unter den Teig heben. Sollte der Teig zu fest sein, etwas Wasser zugeben.
- Eine Springform (∅ 26 cm) einfetten und den Teig einfüllen.
- Im vorgeheizten Backofen bei 175 °C (Umluft 150 °C, Gas: Stufe 2) etwa 20 Minuten goldgelb backen.

Tipp

Belegen sie den Tortenboden mit frischem Obst, mit Obst aus der Dose oder Kompott, ganz nach Belieben.

Service

Hier finden Sie Anschriften verschiedener Institutionen, Firmen und Verbände, an die Sie und Ihre Angehörigen sich wenden können, wenn Sie Fragen zur Ernährung bei Leber- und Gallenerkrankungen haben oder weitere Informationen zu den Krankheiten benötigen. Bei vielen Organisationen können Sie kostenlos Informationen anfordern.

Adressen und Infos

Bundeszentrale für gesundheitliche Aufklärung (BZgA)
Ostmerheimer Str. 200
51109 Köln
Tel.: (02 21) 89 92-0, Fax: (02 21) 89 92-300,
Internet: www.bzga.de
Die Bundeszentrale für gesundheitliche Aufklärung ist eine staatliche Einrichtung, die sich vorwiegend der Vorbeugung von Krankheiten widmet und Gesundheitsaufklärung für alle Altersgruppen im staatlichen Auftrag betreibt. Sie können sich kostenlos ein Publikationsverzeichnis zusenden lassen.

Auswertungs- und Informationsdienst für Ernährung, Landwirtschaft und Forsten (AID) e.V.
Friedrich-Ebert-Str. 3
53177 Bonn
Tel.: (02 28) 84 99-0, Fax: (02 28) 84 99-1 77
E-Mail: aid@aid.de
Internet: www.aid.de
Der AID e.V. ist eine staatliche Einrichtung mit einem Informationsauftrag in den Bereichen Ernährung, Landwirtschaft und Forsten. Sie können sich kostenlos ein Publikationsverzeichnis zusenden lassen.

Gütegemeinschaft Diätverpflegung e.V.
Moorenstr. 80
40225 Düsseldorf
Tel.: (02 11) 33 39 85, Fax: (02 11) 31 76 91

Bei der Gütegemeinschaft Diätverpflegung erhalten Sie gegen Rechnung ein Verzeichnis der Restaurants, Hotels, Krankenhäuser, Kurheime und Sanatorien, die diätgerechte Speisen sowie Diät- und Ernährungsberatung durch qualifziertes Fachpersonal anbieten.

Deutsches Institut für Ernährungsmedizin und Diätetik (D.I.E.T.)
Kurbrunnenstr. 5
52066 Bad Aachen
Tel.: (02 41) 6 08 08-30, Fax: (02 41) 6 08 08-34
E-Mail: ernaehrungsmedizin@t-online.de
Internet: www.diet-aachen.de
Über die Homepage erhalten Sie viele Informationen und können Ihren Energiebedarf und Ihren Body-Mass-Index berechnen.

Verband für Ernährung und Diätetik (VFED) e.V.
Morillenhang 27
52074 Aachen
Tel.: (02 41) 5 07-3 00, Fax: (02 41) 5 07-3 11
E-Mail: info@vfed.de, Internet: www.vfed.de
Der VFED gibt verschiedene Broschüren zur richtigen Ernährung heraus. Über die Homepage erhalten Sie viele Informationen über eine gesunde Ernährung. Beim VFED erhalten Sie Adressen von Diät- und Ernährungsberatern in Ihrer Umgebung. Für weitere Informationen steht Ihnen Diätassistentin Esther Linker zur Verfügung:
Am Talacker 32a
61137 Schöneck
Tel.: (0 61 87) 86 37

Verband der Diätassistenten – Deutscher Bundesverband e.V.
Bismarckstr. 96
40210 Düsseldorf
Tel.: (02 11) 16 21 75, Fax: (02 11) 35 73 89
E-Mail: vdd-duesseldorf@t-online.de
Internet: www.vdd.de
Über den VDD erhalten Sie Adressen und Telefonnummern von freiberuflich tätigen Diätassistenten, falls Sie eine individuelle Diätberatung wünschen.

Basis GmbH, Gesellschaft für Diätetik und Ernährung mbH
Schauerstr. 2-4
80638 München
Tel.: (0 89) 17 20 08, Fax: (0 89) 1 78 45 87
E-Mail: basis-cb@basisgmbh.com
Basis GmbH hat ein Kochbuch herausgegeben, das für alle, welche die übliche Fette und Öle nicht mehr oder nur noch bedingt vertragen, unbedingt zu empfehlen ist. Hier finden Sie auf 60 Seiten Rezepte für jeden Geschmack und jede Gelegenheit. Das Buch kostet 16,80 DM (zzgl. Versand). Bei Basis erhalten Sie auch kostenlos Informationsmaterial zum Thema MCT-Fette und Sie erfahren, in welchen Reformhäusern die Basis MCT Produkte erhältlich sind.

Hämochromatose-Sprechstunde, Medizinische Universitätsklinik Heidelberg
Bergheimer Str. 58
69115 Heidelberg
Anmeldung unter Tel.: (0 62 21) 56 87 74

Hämochromatose-Selbsthilfegruppe, Renate Fritsch
Tel.: (0 22 03) 69 65 31

Selbsthilfe Lebertransplantierter Deutschland e.V., Jutta Vierneusel
Karlsbader Ring 28
68782 Brühl
Tel.: (0 62 02) 70 26-13, Fax: (0 62 02) 70 26-14
E-Mail: Info@lebertransplantation.de
Internet: www.lebertransplantation.de

Leber-Liga zur Förderung und Unterstützung chronisch Lebererkrankter e.V., Helmut Blum
Bertha-von-Suttner-Str. 30
40595 Düsseldorf
Tel.: (02 11) 70 64 26, Fax: (02 11) 7 00 57 02

Berliner Leberring e.V.
Thaerstr. 4 e
16515 Oranienburg
Tel.:/Fax: (0 33 01) 70 01 15, E-Mail: Sabine.vwegerer@freenet.de

Verein Leberkrankes Kind e.V., Marion Schuckart
Windmühlenstr. 19
29399 Wahrenholz
Tel.:/Fax: (0 58 35) 82 41
E-Mail: Leber-Verein@t-online.de
Internet: www.leberkrankes-kind.de

Morbus Wilson e.V., Beate Rasp
Meraner Str. 17
83024 Rosenheim
Tel.: (0 80 31) 24 92 30, Fax: (0 80 31) 4 38 76
E-Mail: Morbus.wilson@t-online.de
Internet: www.morbus-wilson.de

Verein Cholestaseerkrankter e.V., Christine Wilke-Zech
Kirschweg 16
67346 Speyer
Tel.: (0 62 32) 6 10 62

Deutsche Leberhilfe e.V.
Luxemburger Str. 150
50937 Köln
Tel.: (02 21) 2 82 99-80, Fax: (02 21) 2 82 99-81
E-Mail: info@leberhilfe.org, Internet: www.leberhilfe.org
Die Deutsche Leberhilfe e.V. wurde 1987 von Leberkranken sowie engagierten Menschen gegründet. Sie versteht sich als Bürgerinitiative und ist bundesweit tätig. Der Verein bietet allen Betroffenen umfangreiche Hilfe an. Auch indirekt Betroffenen werden vielfältige Hilfestellungen gegeben. Dazu zählen telefonische oder persönliche Beratung durch erfahrene Mitarbeiter, Vermittlung von Betroffenen an andere Einrichtungen oder Organisationen, Durchführung von Arzt-Patienten-Seminaren, Weitergabe von Adressen (Ärzte, Selbsthilfegruppen und Reha-Kliniken), Unterstützung und Aufbau von lokalen Selbsthilfegruppen, Hilfe bei Auseinandersetzung zwischen Leberpatienten und Behörden, Sozialversicherungsträgern oder Arbeitgebern.
Der Verein entwickelt in Zusammenarbeit mit einem großen medizinischen Beirat Informationsbroschüren für Leberkranke, damit diese

einen Dialog mit ihrem Arzt auf gleicher Ebene führen und dadurch zu ihrem Behandlungserfolg beitragen können.
Außerdem gibt die Deutsche Leberhilfe e.V. eine Patientenzeitschrift LEBENSZEICHEN heraus, die viermal im Jahr erscheint und patientengerecht über die neuesten Studienergebnisse und Behandlungsmöglichkeiten berichtet.

Kostenlose Broschüren

- Dreluso Pharmazeutika, Dr. Elten & Sohn GmbH, Marktplatz 5, 31840 Hessisch Oldendorf, Tel.: (0 51 52) 34 08; Die Leber leidet – was nun?
- Fresenius AG, 61343 Bad Homburg, Tel.: (0 61 71) 60-0; Ernährungstherapie bei Lebererkrankungen
- Sanol GmbH, Alfred-Nobel-Str. 10, 40780 Monheim, Tel.: (0 21 73) 48-0; Schmackhaftes für Leber-Galle-Patienten
- La Roche AG, Emil-Barell-Str.1, 79639 Grenzlach-Wyhlen, Tel.: (0 76 24) 14-0; Mit Interferon gegen chronische Hepatitis; Leben mit Interferon – Weiterleben mit Interferon
- Essex Pharma GmbH, Thomas-Dehler-Str. 27, 81737 München, Tel.: (0 89) 62 73 10;Informationen über die chronische Virushepatitis B und C; Verbesserte Chance bei chronischer Virushepatitis B und C
- Merz & Co, GmbH & Co., Eckenheimer Landstr. 100–104, 60318 Frankfurt, Tel.: (0 69) 15 03-1;Leberhilfe ist Lebenshilfe, Ratgeber für Patienten mit Lebererkrankungen und Hepatitis C
- Madaus AG, Ostmersheimer Str. 198, 51109 Köln, Tel.: (02 21) 89 98-1; Madaus stellt eine Vielzahl von Informationsmaterialien zur Verfügung, darunter die Broschüre Tee und Hahnenschwanz – Sammlung alkoholfreier Rezepte
- Falk Foundation e.V., Postfach 65 29, 79041 Freiburg; Gallestau – was tun?; Medizinisches Stichwortverzeichnis zu Leberkrankheiten; Primär biliäre Zirrhose – primär sklerosierende Cholangitis; Wegweiser für den Leberkranken mit Richtlinien zur Ernährung; Was Sie über Gallenstein-Behandlung wissen sollten; Zink – Ein lebenswichtiges Spurenelement

Verzeichnis der Rezepte

Die Autoren

Sven-David Müller ist Diätassistent und Diabetesberater der Deutschen Diabetes Gesellschaft und erster Vorsitzender des Verbandes für Ernährung und Diätetik (VFED) e.V. in Aachen. Er ist Geschäftsführer und Sprecher des Deutschen Instituts für Ernährungsmedizin und Diätetik (D.I.E.T.) in Bad Aachen. Birgit Bahnsen ist Diätassistentin und Ernährungsberaterin an einer Klinik in Düren, zuvor war sie beim D.I.E.T. beschäftigt. Klaudia Pütz ist Diplom-Diätassistentin und arbeitet als ernährungsmedizinische Beraterin am D.I.E.T.

Wichtiger Hinweis

Die im Buch veröffentlichten Ratschläge und Rezepte wurden mit größter Sorgfalt von den Verfassern und vom Verlag erarbeitet und geprüft. Eine Garantie kann jedoch nicht übernommen werden. Ebenso ist eine Haftung der Verfasser bzw. des Verlages und seiner Beauftragten für Personen-, Sach- oder Vermögensschäden ausgeschlossen.

Bildnachweis:

Umschlagfoto: Newedel Fotodesign
Fotos: Christian Kargl/Foodstyling: Tim Landsberg; StockFood/Miles S. 6

Impressum

Die Deutsche Bibliothek – CIP-Einheitsaufnahme
Ein Titeldatensatz für diese Publikation ist bei Der Deutschen Bibliothek erhältlich.

Midena Verlag, München

Projektleitung: Franz Leipold
Redaktion: Annette Gillich, Essen
Herstellung: Gabriele Schnitzlein
Bildredaktion: Sylvie Busche (Ltg.), Kirsten Dieckerhoff
Umschlagkonzeption: H3A GmbH, München
Innenlayout: Peter Engel, Grünwald
Satz: satz-studio gmbh, Bäumenheim
Printed in Italy
ISBN 3-310-00765-0

IMPRESSUM